F.X.
MAYR
für die Frau

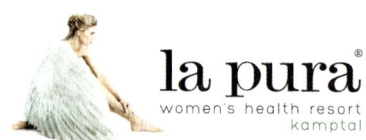

www.kremayr-scheriau.at

ISBN 978-3-7015-0618-7
Copyright © 2019 by Verlag Kremayr & Scheriau GmbH & Co. KG; Wien
Alle Rechte vorbehalten

Bildnachweis
Cover: kudla/shutterstock
Kern: Gesellschaft Mayr-Ärzte: S. 36, 41, 43, 44 oben, 46-48, 55, 58, 59, 63, 66, 68-70, 114/115; GourMed Cuisine: S. 104, 107; la pura / S. XXX: S. 4, 45, 101, 124, 128, 131, 133, 134, 139 Alexander-Maris Lohmann, S. 6, 9, 75, 93, 119, 129 Suzy Stöckl, S. 52 istock_squaredpixels, S. 135 Marianne Feiler, S. 136 Niels Voges, S. 140 Christian Wöckinger; Privat Dr. Witasek: 45, 67, 72, 96; Shutterstock: S. 10 Floral Deco, S. 12 nobeastsofierce, S. 15 bluecrayola, S. 19 fizkes, S. 20 Life science, S. 25 focuslight, S. 28 Drazen Zigic, S. 30 Olexander Kozak, S. 37 Alex Mit, S. 38 Billion Photos, S. 42 Stasique, S. 44 Sebastian Kaulitzki, S. 54 Anatolii Riepin, S. 56 Yulija Gontar, S. 64 Maksim Shmeljov, S. 77 Zametalov, Rido, Erica Smit, S. 78 angellodeco, S. 85 mi_viri, S. 87 Bart Sadowski, S. 108 Angel Simon, S. 110 Here Asia, S. 111 Africa Studio, S. 116 Master1305

Schutzumschlaggestaltung, typografische Gestaltung und Satz: Sheila Ehm
Lektorat/Produktion: Stefanie Jaksch, Franziska Lamp (Mitarbeit)
Druck und Bindung: FINIDR, s.r.o - Český Těšín

F.X. MAYR

für die Frau

Die ganzheitliche und
ursächliche Methode zur
Gesunderhaltung und Therapie
chronischer Beschwerden
speziell für die Frau

Dr. med. Alex Witasek

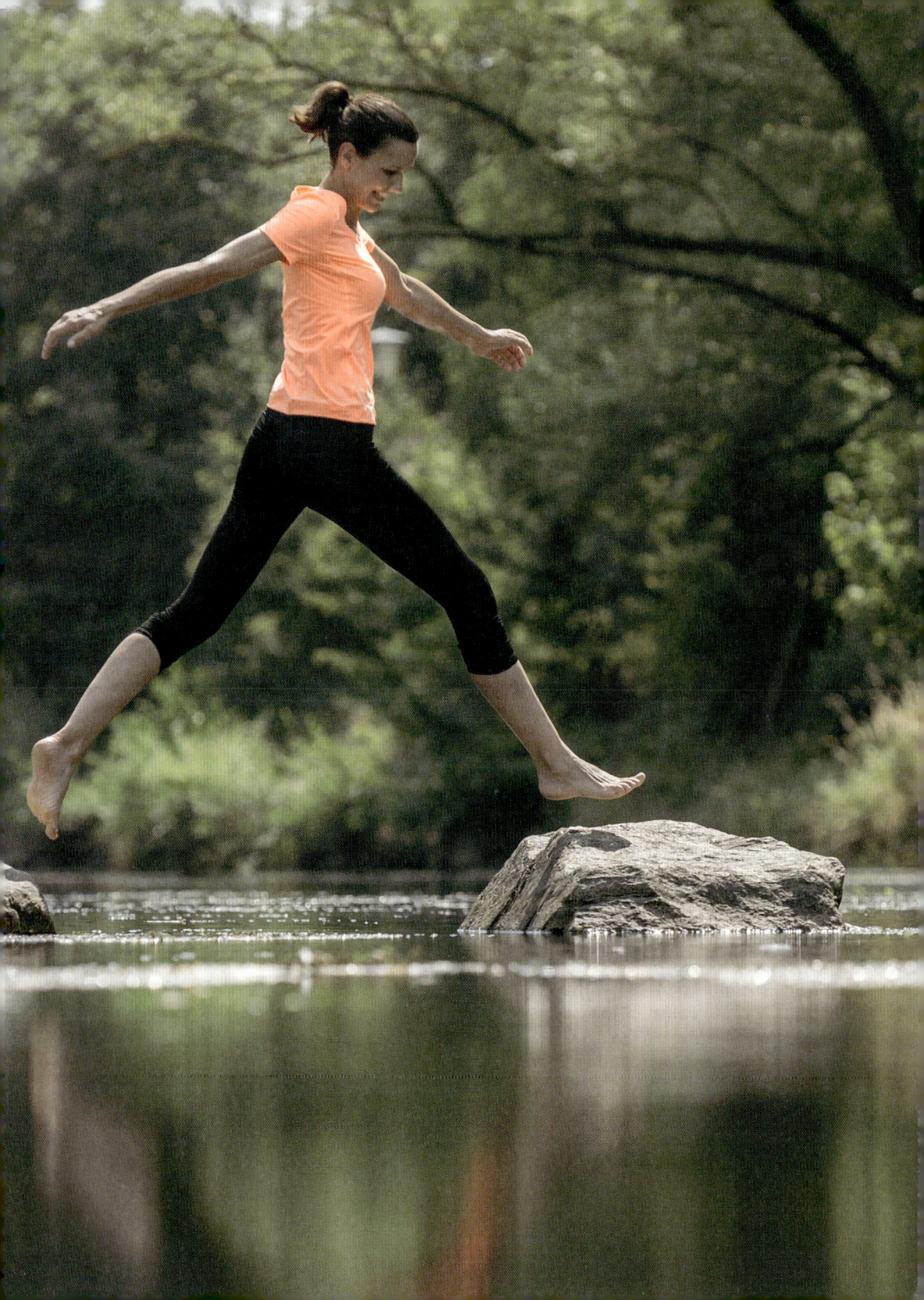

INHALTSVERZEICHNIS

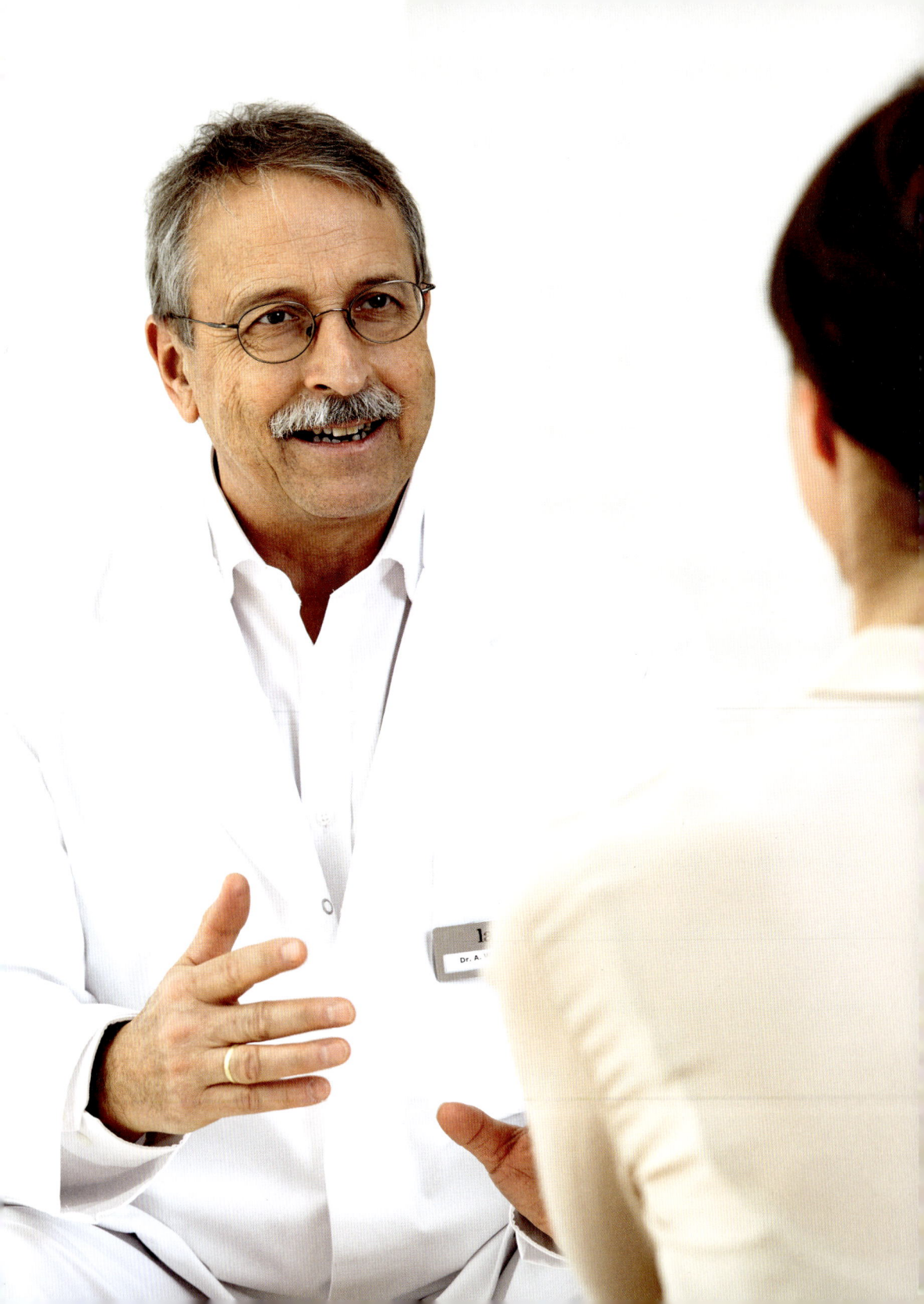

Einleitung

Individualität ist ein hohes Gut. So wie wir jeden einzelnen Menschen als Individuum schätzen und respektieren sollten, wie wir uns über die Vielfalt der menschlichen Erscheinungen, Gedanken, Gefühle und Taten wundern dürfen, müssen wir diese Einzigartigkeit auch in der Medizin berücksichtigen. Leider liegt hier in der von Leitlinien eingeengten „evidence based medicine" einiges im Argen. Es fängt schon damit an, dass alle Studienergebnisse auf einem kleinsten gemeinsamen Nenner der Studienteilnehmer basieren und somit auf das Individuum nur selten passen. Zusätzlich werden in vielen Studien oft nicht einmal die Unterschiede zwischen Mann und Frau berücksichtigt. Die Gendermedizin ist daher stark im Kommen – eine Medizin, die die physiologischen und psychologischen Unterschiede zwischen den Geschlechtern erforscht und berücksichtigt. Diese Form der Medizin legt ihren Fokus bewusst auf die besonderen Anforderungen, die der weibliche Organismus mit sich bringt, wie z. B. anderer Stoffwechsel, andere Hormonausstattung sowie Verhaltensmuster und spezifische Belastungen.

Der Anspruch auf eine Frauen-spezifische Diagnostik und Therapie darf auch vor der komplementären Medizin nicht Halt machen. Und so ist es nur ein Gebot der Stunde, die F.X. Mayr-Medizin, wie im *la pura women's health resort kamptal*, speziell auf die Frau anzupassen.

Die Diagnostik und Therapie nach F.X. Mayr hat sich in den letzten Jahren rasant weiterentwickelt und von so einigen Dogmen aus alten Kur-Zeiten befreit. Die Forschungsergebnisse auf den Gebieten der Ernährung, des Stoffwechsels, der Gastroenterologie, Mikrobiologie, Neurobiologie und der Neuroimmunologie haben zu neuen Erkenntnissen geführt, die in die F.X. Mayr-Medizin eingeflossen sind.

Was ist nun überhaupt die Diagnostik und Therapie nach F.X. Mayr?

Der österreichische Arzt und Forscher Dr. Franz Xaver Mayr lebte von 1875 bis 1965 und wurde in Gröbming in der Steiermark geboren. Seine medizinische Karriere entwickelte sich in Wien und fand in Karlsbad ihren Höhepunkt. Dr. Mayr war der erste Arzt, der einen idealen Gesundheitszustand definierte.

Bis heute ist in keinem Anatomiebuch zu lesen, wie z. B. ein gesunder Bauch auszusehen hat. Bis heute gibt es neben der F.X. Mayr-Medizin keine ausführlichere diagnostische Methode, die mit den fünf Sinnen des Arztes arbeitet, im Rahmen einer diätetischen Therapie. Die Behandlungsmethode entwickelte Dr. Mayr im Laufe seines Lebens und hatte damit grandiose Erfolge bei der Behandlung von Übergewicht und chronischen Erkrankungen des Darms, Stoffwechsels, Bewegungsapparates und der Psyche. Bald gingen berühmte Persönlichkeiten aus Politik und Wirtschaft bei ihm ein und aus.

Seine Schüler Dr. Ernst Kojer und Dr. Erich Rauch gründeten die Internationale Gesellschaft der Mayrärzte, die heute weltweit ca. 600 Ärzte als Mitglieder zählt und auf internationalen Kongressen und Symposien auftritt.

Die Diagnostik und Therapie nach F.X. Mayr ist eine von der österreichischen Ärztekammer per Diplom anerkannte komplementäre ärztliche Behandlungsmethode. Um eine bessere Abgrenzung zu qualitativ fraglichen Mayrkur-Angeboten von selbst ernannten Heilern und Therapeuten zu erzielen, wurde von der Internationalen Gesellschaft der Mayrärzte der Markenbegriff „MayrPrevent®" geschützt.

MayrPrevent® steht jetzt für die ordnungsgemäß durchgeführte und auf dem neuesten Stand der Wissenschaft beruhende F.X. Mayr-Medizin. Die MayrPrevent® Medizin ist eine ganzheitliche Methode.

Aufbauend auf die ärztliche Diagnostik nach F.X. Mayr werden in der Therapie die vier Säulen **Schonung, Säuberung, Schulung und Substitution** individuell angewendet. Dadurch werden alle Organfunktionen verbessert und die Lebensqualität gesteigert.

Von jeher haben sich mehr Frauen als Männer einer F.X. Mayr-Therapie unterzogen. Ausschlaggebend dafür ist sicherlich vor allem das ausgeprägtere Gesundheitsbewusstsein der Frauen. Aber auch die geschlechtsspezifischen Beschwerden und Erkrankungen prädestinieren die F.X. Mayr-Therapie für die Frau.

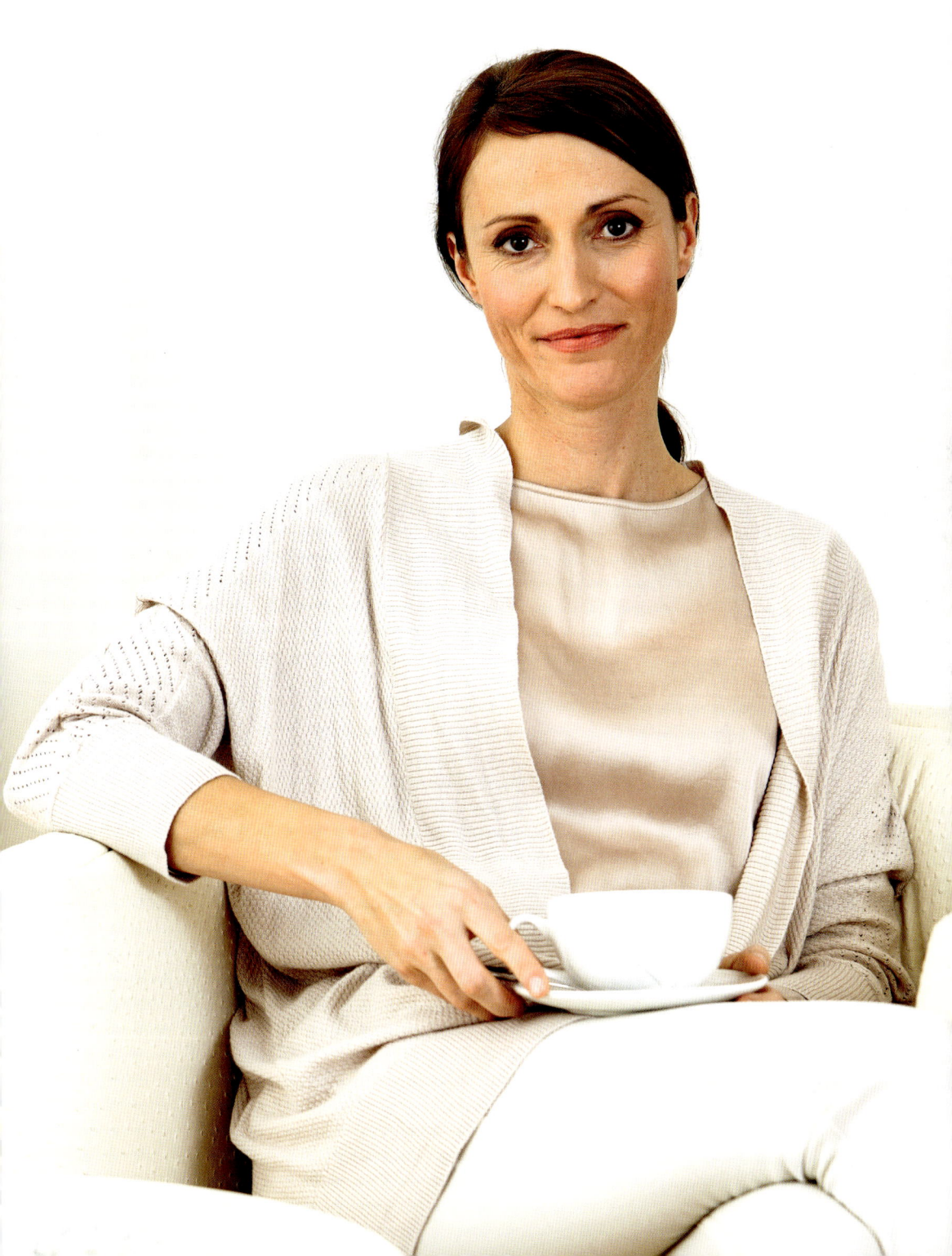

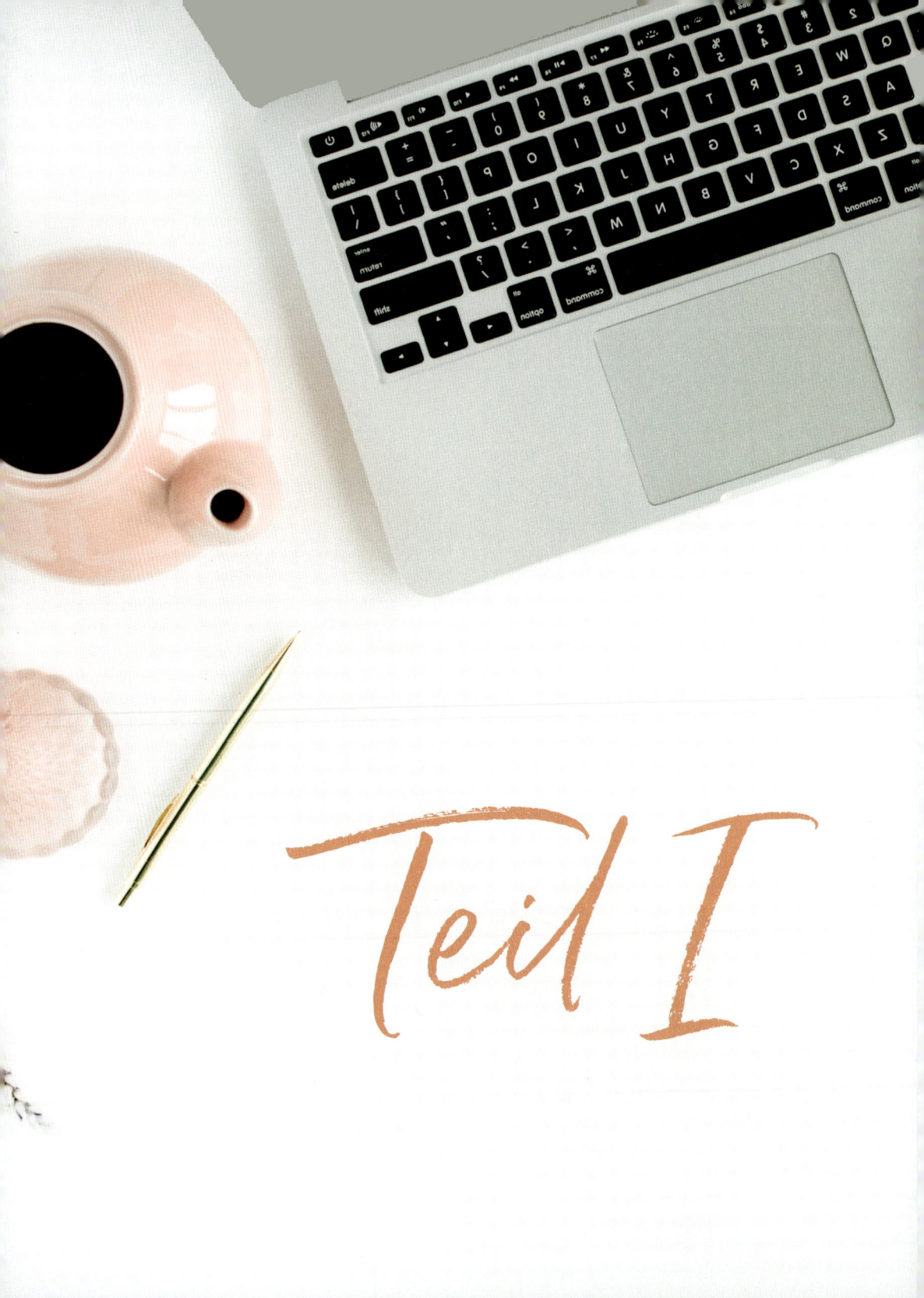

Teil I

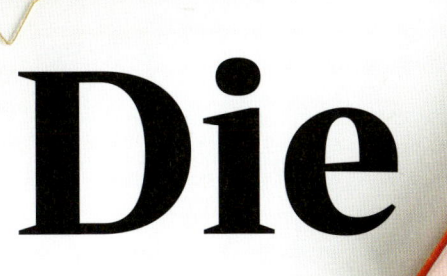

Die

und ihre gesundheitlichen Risiken

Frau

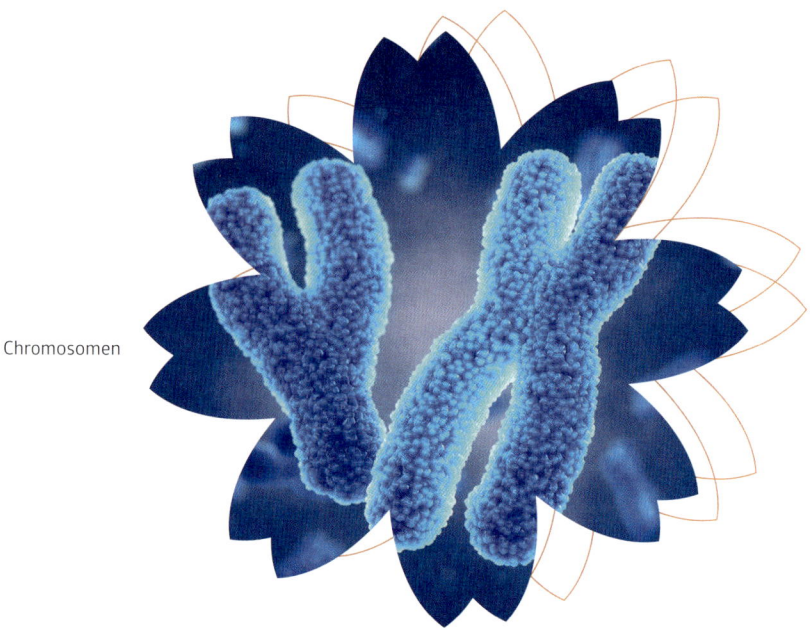

Chromosomen

DIE FRAU IM FOKUS

Obwohl es mindestens so viele Patientinnen gibt wie Patienten, wurde in der pharmakologischen Forschung vor allem an Männern getestet und die Dosis der verschiedenen Medikamente justiert. Entweder sind die Männer mutiger, um sich für Forschungsexperimente zur Verfügung zu stellen oder sie sind naiver, oder, und das ist leider am wahrscheinlichsten, die Frauen wurden einfach vergessen. Dabei ist die Frau das wesentlich komplexere und variablere Wesen.

Die genetische Determination

Bereits die genetische Ausstattung spricht Bände: Hat das um ein Glied beraubte Y-Chromosom des Mannes lediglich 78 Gene, kann die Frau in ihrem X-Chromosom mit stattlichen 1.500 Genen aufwarten.

Ist der Mann als genetisch determinierter Jäger primär auf ein Objekt seiner Aufmerksamkeit fixiert und nimmt rundherum nichts mehr wahr, läuft bei der Frau ständig das Radar, schweift ihr Sensorium rundherum, werden vorsorglich viel mehr Hirnzentren aktiviert und das Denken und Handeln vielfältiger und dadurch eventuell unkoordinierter. Daher besitzen Frauen auch oft eine wesentlich höhere Begabung zum Multitasking.

Frauen leben länger, aber …

Es ist bekannt, dass Frauen länger leben als Männer, und zwar in Österreich um ca. 4,5 Jahre. Während Männer im Durchschnitt 79,3 Jahre alt werden, schaffen die Frauen stattliche 83,9 Jahre. Leider ist die Lebenserwartung nicht mit ebenso größerer Lebensqualität bzw. Gesundheit gleichzusetzen. Hier haben die Frauen im Krankheitsfall mit einer längeren Leidensgeschichte das Nachsehen. Die große Zukunftskrankheit, die Depression, befällt Frauen mit 26% wesentlich häufiger als Männer (12%). Herzinfarkt erleiden zwar Männer häufiger, Frauen versterben dafür öfters daran. Insgesamt zeigt sich, dass Frauen gesundheitsbewusster sind: Sie leiden seltener an Übergewicht, trinken weniger Alkohol und konsumieren mehr Gemüse. Frauen gehen öfters zum Arzt als Männer, sei es, da sie gesundheitsbewusster sind oder eben öfters krank.

Mehrfachbelastung

Die oft vorhandene Mehrfachbelastung der Frau zieht allerdings ein höheres Stresspotential nach sich. Die vielen Wahrnehmungen und Eindrücke, die vielen „Baustellen", die gleichzeitig bedient werden können, fordern Kraft und erhöhen die Stressbelastung. Und Stress kann der Nährboden für viele Zivilisationserkrankungen sein.

Heutzutage sehen sich Frauen diversen Herausforderungen gegenüber:

· Sie gehen einem Beruf nach, für dessen Ausübung sie meist immer noch weniger Geld verdienen als der Mann,
· sie übernehmen oft den größten Anteil an Hausarbeit mit all ihren komplexen organisatorischen und manuellen Anforderungen,
· sie füllen die Rolle der Mutter mit allen psychologischen, emotionalen und wiederum organisatorischen Belastungen aus, und schließlich
· sind sie Ehefrau oder Partnerin, was nicht immer so leicht ist, zumal die Kommunikation innerhalb einer Ehe oft noch schlechter funktioniert als in der Firma.

Für letztere drei Tätigkeiten gibt es kein Geld und meist nur dürftige Anerkennung. Dass dies oft zu Burn-Out und Selbstzweifeln führt, ist klar. Irgendwann drängen sich Fragen auf wie: Wo bin ich geblieben? Wer bin ich eigentlich? Wer

bin ich geworden? Was will ich überhaupt? Welche Interessen können mich be-
geistern?

Was diese Frauen oft noch nicht kennen ist die phantastische Aussicht auf
ein neues Leben mit neuen Freiheiten und einer hilfreichen Souveränität durch
Erfahrung.

Dehnbareres Bindegewebe

Frauen haben die einzigartige Fähigkeit, Kinder zu gebären. Das klingt selbstverständlich, bedingt aber eine ganze Reihe von Besonderheiten, die wiederum eine
Menge Beschwerden verursachen können. Die weiblichen Sexualhormone ermöglichen es, die Arterhaltung zu sichern, also Kinder zu erzeugen. Diese verleihen
allerdings u.a. dem Bindegewebe mehr Elastizität. Das weibliche Bindegewebe ist
von Natur aus schon so beschaffen, dass es dehnbarer ist und somit dem heran-
wachsenden Kind genügend Platz bietet.

Das damit schwächere Bindegewebe begünstigt Wirbelgleiten mit Kreuzschmerzen vor allem bei längerem Sitzen oder Liegen, instabile Gelenke, die Knie-
probleme verursachen können, Senk-Spreizfuß mit Hallux-valgus-Bildung, eine
Erschlaffung des Darms mit Senkung des Darmkonvolutes, Beckenbodenschwäche, Harninkontinenz, Krampfadern und Hämorrhoiden. Gerade die Harninkontinenz ist oft ein Resultat der Beckenbodenschwäche gepaart mit einer Senkung
des Darms.

Die Macht der Hormone

Die Hormone steuern die Fettverteilung dahingehend, dass bei der Frau die Fett-
speicherung bevorzugt an den Hüften geschieht, während beim Mann das Bauchfett dafür herangezogen wird. Diesbezüglich hat die Frau Glück: Das Hüftfett
ist medizinisch gesehen wesentlich ungefährlicher als das Bauchfett. Bauchfett
bildet Entzündungsmediatoren, Appetit regulierende Leptine (die das natürliche
Sättigungsgefühl unterdrücken), das Enzym Aromatase, welches das männliche
Sexualhormon Testosteron in weibliches Östrogen umwandelt und Resistin, welches die Entstehung der Zuckerkrankheit fördert.

Dafür ist es schwieriger, das Zuviel an Hüftfett weg zu bekommen. Daher nehmen Frauen bei gleicher Kalorienreduktion und gleich viel Bewegung langsamer
Gewicht ab als Männer.

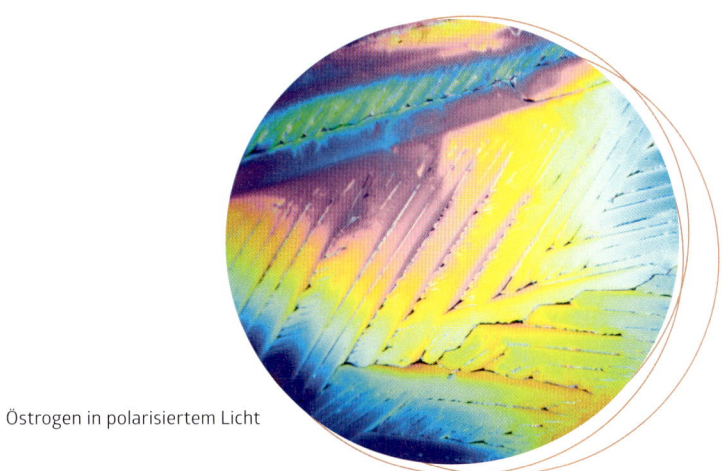

Östrogen in polarisiertem Licht

Das Östrogen macht das Gewebe weicher und unterstützt Bindegewebsschwächen mit vielen dadurch möglichen Beschwerden besonders im Bewegungsapparat. Auch vermehrte Wassereinlagerungen gehen auf das Konto von Östrogen.

Progesteron, welches nach dem Eisprung vermehrt gebildet wird, lässt die glatte Muskulatur erschlaffen. Stuhlverstopfung kann die Folge sein. In der Pubertät ist auch bei der Frau der Testosteronspiegel noch relativ hoch. Das begünstigt Akne, die bei zusätzlicher Belastung mit Körpergiften und Übersäuerung des Gewebes besonders schwerwiegend ausfallen kann.

Die Hormonumstellung während der Menstruation begünstigt Migräneanfälle und Stimmungsschwankungen. Eine hormonelle Entgleisung oder Myome der Gebärmutter können Blutungen verursachen, die eine ernsthafte Anämie und Eisenmangel bewirken.

Im Klimakterium kann die Hormonumstellung ebenfalls Stimmungsschwankungen, Migräne und Hitzewallungen hervorrufen.

Menstruationsbeschwerden

Viele Frauen leiden an schmerzhaften Regelblutungen. Hierfür ist nicht immer die Gebärmutter verantwortlich. Vielmehr beeinflussen die Botenstoffe, die die Gebärmutter kontrahieren (Prostaglandine), auch den gesamten Darm. Ist nun der Darm irritiert bzw. entzündet, schmerzt er während der Menstruation, da er sich wie die Gebärmutter zusammenzieht und verkrampft. Ist der Darm nicht sehr gereizt, verschwinden oft auch die Regelschmerzen.

Die versteckte Zuckerkrankheit

Frauen sind in Bezug auf ihren Zuckerhaushalt gerne „Lügner". Selbst wenn sie bereits zuckerkrank sind, können sie über Nacht den Blutzuckerspiegel so senken, dass die Zuckerkrankheit durch die bloße Bestimmung des Nüchtern-Blutzuckers nicht entdeckt wird. Möglich ist diese Blutzuckersenkung durch einen erhöhten Insulinspiegel. Andere Untersuchungen sind hier von Nöten, wie z. B. ein Glukose-Belastungstest, die Bestimmung von HbA1c, C-Peptid, Proinsulin, Adiponektin oder am besten gleich Insulin selbst. Leider hat Insulin selbst die fatale Fähigkeit, fast alle so genannten Zivilisationserkrankungen zu fördern.

Insulin begünstigt:
- Bluthochdruck
- Entzündungen aller Art (vor allem jene, die man nicht direkt spürt)
- Insulinresistenz mit Diabetes mellitus Typ II und Typ III
- Arteriosklerose (Blutgefäßverkalkung) mit Herzinfarkt- und Schlaganfallgefahr
- Fettleber
- Polyzystisches Ovarialsyndrom (viele Zysten in den Eierstöcken)
- Hormonveränderungen
- Entwicklung von Tumoren
- Demenz, Morbus Alzheimer

Hier sind wir an einem sehr wichtigen Punkt angelangt, der einen bedeutenden Pfeiler in der Wirkung der F.X. Mayr-Therapie darstellt. Denn die F.X. Mayr-Therapie senkt den Insulinspiegel und regeneriert die Insulinrezeptoren.

Ist der Darm ein Frauenhasser?

Frauen leiden häufiger unter einem Reizdarm-Syndrom, auch Colon irritabile genannt. Der lateinische Ausdruck trifft dieses Syndrom nicht ganz, da auch der Dünndarm und nicht nur der Dickdarm (Colon) beteiligt ist. Ein irritierter Darm wiederum ist der Nährboden für sehr viele Beschwerden und Erkrankungen, die noch ausführlich besprochen werden. Besonders hinterhältig ist das bei praktisch jeder Darmüberlastung und Entzündung auftretende Leaky-Gut-Syndrom. Hierbei wird die Darmschleimhaut grobmaschiger, also undicht und durchlässiger für viele Substanzen, die eigentlich nicht in die Darmwand und schon gar nicht ins Blut dürfen. Die meisten Nahrungsmittelintoleranzen und viele chronisch wiederkehrende Harnblasenentzündungen sind darauf zurückzuführen. Noch nicht vollständig verdaute Nahrungsmittelmoleküle gelangen quasi irrtümlich ins Blut und bewirken zu Recht eine Immunreaktion. Wir spüren das in vielfältiger Form, je nachdem, wo gerade eine Schwachstelle im Körper vorhanden ist. Wenn die Darmschleimhaut undicht ist, dann können Darmbakterien illegal auf Wanderschaft gehen. Da die Harnblase sehr nahe an die Darmwand angrenzt, fallen die Darmbakterien dort ein und entzünden diese. Fast alle Harnwegsinfekte werden von Darmbakterien verursacht. Ohne Darmsanierung werden sie immer wieder auftreten. Auch die kürzere Harnröhre der Frau begünstigt eine Blasenentzündung. Daher leiden Frauen 50 % häufiger unter Harnwegsinfekten als Männer.

Frauen leiden außerdem doppelt so oft unter Stuhlverstopfung wie Männer. Als Ursache dafür werden eine geringere Flüssigkeitsaufnahme, Beckenbodensenkung und hormonelle Ursachen diskutiert. Tatsächlich haben Frauen weniger Durst als Männer und trinken meist zu wenig. Dadurch wird der Stuhl im Dickdarm eingedickt und steckt wie ein Korken im Enddarm.

Frauen weisen viermal so häufig Untergewicht auf wie Männer. Daran ist nicht nur der perverse Schlankheitswahn der Modeindustrie Schuld. Frauen haben oft auch ein geschwächtes Verdauungssystem und bilden dann weniger Verdauungsenzyme. Dadurch können die Speisen nicht ordnungsgemäß aufgeschlossen und somit nicht resorbiert werden. Das betrifft vor allem Frauen mit eher trockener Haut, niedrigem Blutdruck und geringer Schweißbildung. Immer wieder klagen untergewichtige Frauen darüber, dass sie trotz reichlichster Nahrungsaufnahme weiterhin abnehmen. Meist ist das mit Durchfall und Bauchkrämpfen verbunden. Wieder ist ein Reizdarmsyndrom entstanden. Die damit einhergehenden

Mangelzustände schwächen nicht nur den Verdauungstrakt zusätzlich, sondern den allgemeinen Gesundheitszustand der Patientin.

Der Mangel an Verdauungsenzymen und eine hektische Ernährungsweise begünstigen die Zersetzung der Speisen in Form von Gärung und Fäulnis. Nun ist das Histamin abbauende Enzym Diaminoxidase auch fähig, Fäulnisgifte wie Putrescin und Cadaverin abzubauen, ja es bevorzugt sogar diese Arbeit gegenüber der Histamin-Beseitigung. Wenn nun im Darm Fehlverdauung vorherrscht, steigt der Histaminspiegel im Körper an. Kreislaufschwäche, Kollapsneigung, Herzrasen, Juckreiz, allergische Reaktionen, Kopfschmerzen bis hin zur Migräne, Reisekrankheit, Entzündungsverstärkung und Schlafstörungen werden begünstigt. In der Schwangerschaft benötigt die Frau drei- bis fünfhundertmal mehr Diaminoxidase, da Histamin Wehen auslösen kann. Also sind Frauen mit dem bei ihnen sowieso schon vermehrt vorhandenen Reizdarmsyndrom bei Fehlverdauung zusätzlich gefährdet.

Warum erleiden Frauen mehr Schmerzen?

Frauen empfinden und erleiden mehr Schmerzen als Männer, nur: Sie klagen nicht so viel darüber und ertragen mehr davon.

Frauen leiden wesentlich häufiger unter Migräne als Männer. Hierfür ist nicht nur das Histamin verantwortlich, sondern auch die erhöhte Stressbelastung in Form von Reizüberflutung. Migräniker zeigen traditionell typisch weiblich konnotierte Eigenschaften, nehmen alles in ihrer Umgebung gleich stark wahr und können nichts aus ihrem Sensorium ausklammern. Außerdem fällt es ihnen schwer, Nein zu sagen. Sie wollen es allen recht machen und sich nicht verweigern bzw. abgrenzen. Anhand eines EEGs sieht man, dass Migränikerinnen im anfallfreien Intervall, also in Zeiten des Wohlergehens, verstärkte Hirnströme aufweisen. Erst während des Migräneanfalls ist die Hirnaktivität normal. Hier erholt sich das reizüberflutete Gehirn. Darum möchte die Migränikerin während eines Anfalls nichts hören und sehen und sehnt sich nach absoluter Ruhe. Da Migräne zusätzlich Spannungskopfschmerzen und durch Kopfschmerzmittel induzierte Kopfschmerzen verursachen kann, sind auch diese Arten von Kopfschmerzen bei Frauen häufiger.

Und schließlich gibt es da noch das Problemkind Fibromyalgie. Diese bis heute nicht ganz klar definierten Schmerzzustände treten bei Frauen vier- bis achtmal häufiger auf als bei Männern. Hierbei treten unklare Schmerzempfindungen an mehreren immer wieder wechselnden Körperstellen auf. Normale Schmerzmittel und Entzündungshemmer helfen praktisch nicht. Am ehesten können Antidepressiva helfen, die die Wirkung von Serotonin verstärken. Eine Ursache kann nämlich ein Serotoninmangel sein. Da Serotonin im Darm gebildet wird, muss hier immer auch der Darm als Verursacher berücksichtigt werden. Auch eine Fruktoseintoleranz kann den Serotoninspiegel senken, da die nicht aufgenommene Fruktose sich im Darm mit Tryptophan verbindet und dadurch die Tryptophanaufnahme hemmt. Somit fehlt der Rohstoff zur Serotonin-Produktion und es entsteht ein Serotonin-Mangel. Chronische Entzündungen, die oft gar nicht wahrgenommen werden, bewirken ebenfalls einen Mangel an Serotonin, da hier aus Tryptophan Kynorenin statt Serotonin gebildet wird.

All diese Frauen-spezifischen Leiden sind Indikationen für die F.X. Mayr-Therapie und können damit erfolgreich behandelt werden.

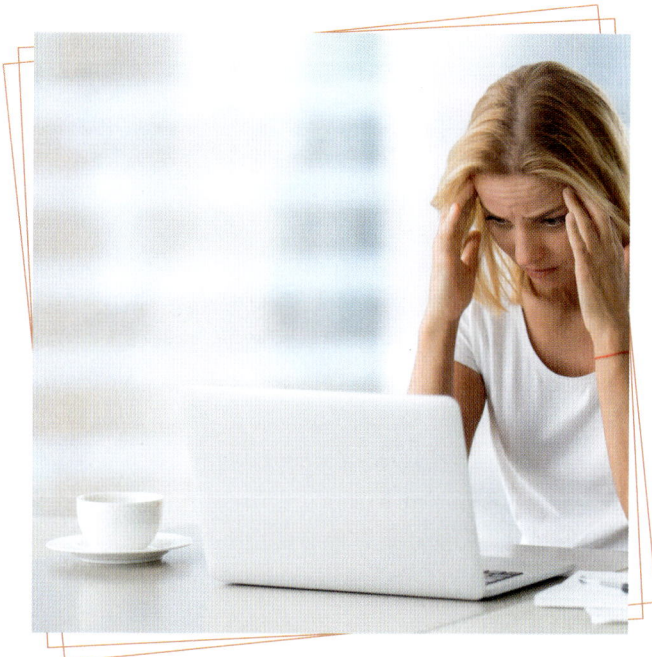

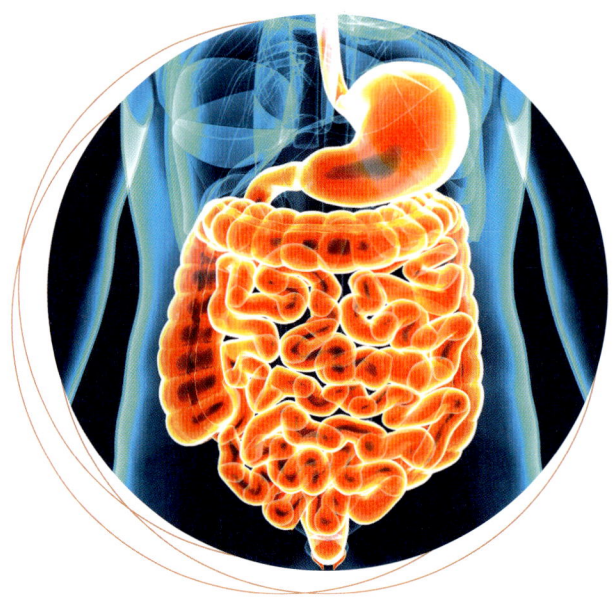

DER DARM, DAS WURZELSYSTEM DES MENSCHEN

Der Darm

Erst wenn er nicht mehr so tut wie er soll, bemerken wir, dass es ihn gibt und dass wir uns um ihn kümmern müssen. Früher war er ein Tabu, heute führt Literatur über den Darm oft die Bestseller-Listen an: der Darm.

Der Magen-Darm-Trakt hat eine Länge von ca. 8 Metern. Seine Schleimhautoberfläche misst mindestens 400 m², was der Größe von zwei Tennisplätzen entspricht. Er produziert pro Tag 8 Liter Verdauungssäfte und beherbergt 70 % unseres Immunsystems.

In einem gesunden Darm leben 100 Billionen Bakterien. Da jeder Mensch aus 10 Billionen Zellen besteht, heißt das, dass nur 10 % unserer Gene menschlich sind, die restlichen 90% gehören den Darmbakterien. Seit es möglich ist, diese mittels molekulargenetischer Untersuchungen genauer zu erforschen, haben sie an Bedeutung gewonnen und werden mittlerweile von den Gastroenterologen als eigenes Organ namens Mikrobiom gehandelt. In unserem Darm wird die Aminosäure Tryptophan in Serotonin umgewandelt, eine Nervenüberträgersubstanz, die uns gegen Depressionen und Schmerzen schützt und aus der unser Schlafhormon Melatonin gebildet wird. Ist der Darm irritiert und überlastet, funktioniert die Serotoninproduktion nicht mehr so gut. Depression, erhöhtes Schmerzempfinden und Schlafstörungen sind die Folge. Da Frauen, wie schon erwähnt, häufiger unter der fatalen Fibromyalgie leiden und das Reizdarmsyndrom bei ihnen ebenfalls häufiger anzutreffen ist, können durchaus Zusammenhänge vermutet und der Reizdarm als Schmerzverstärker verdächtigt werden.

Der Dünndarm bildet Diaminooxidase, ein Enzym, welches Histamin abbaut. Fehlt es, kann das mit der Nahrung aufgenommene Histamin eine Reihe von Beschwerden verursachen. Hierzu gehören so bekannte Unannehmlichkeiten wie: allergische Reaktionen, Juckreiz, Entzündungen, Hautrötung und Schwellungen, Schmerzverstärkung, Bauchkrämpfe, Schlafstörungen, Kreislaufkollaps, Herzklopfen, Migräne. Auch Stuhlverstopfung tritt bei vermindertem Histamin-Abbau öfters auf.

Der Darm ist sinngemäß Auspuff und Vergaser zugleich. Er scheidet ausscheidungspflichtige Substanzen aus unserem Körper aus und verdaut unsere Speisen dahingehend, dass ihre Bestandteile ins Blut aufgenommen werden können und dem Körper zum Aufbau und zur Energieerzeugung zur Verfügung stehen. Der Verdauungsprozess ist wesentlich komplexer als wir uns das gemeinhin vorstellen. Von den Speicheldrüsen, dem Magen, der Bauchspeicheldrüse und von der Zwölffingerdarm- und Dünndarmschleimhaut werden viele verschiedene Enzyme gebildet, die sich um die Aufspaltung der Nahrung kümmern. Ein ganzer Apparat an Hormonen steuert die Tätigkeiten des Verdauungstraktes. Wehe, wenn da Störungen auftreten – das ganze System gerät dann ins Schwanken. Heute wissen wir, dass mehr Nervenimpulse vom Darm zum Gehirn geleitet werden als umgekehrt. Dafür befinden sich im Bauchraum auch nahezu so viele Nervenzellen wie in unserem Gehirn. Der Volksmund hat das schon längst erkannt, indem er dem Bauchgefühl oft mehr Kompetenzen zugesteht als unserem Intellekt. Sprichwörter wie: „Es bleibt mir die Spucke weg", „es liegt mir wie ein Stein im Magen", „es läuft mir etwas über die Leber", „es kommt mir die Galle hoch", „es ist etwas (bitte verzeihen Sie) beschissen oder zum Kotzen" zeigen den engen Zusammenhang zwischen Verdauungsorganen und psychischer Verfassung. Auch die Darmbakterien haben einen gewaltigen Einfluss auf unsere Psyche und das Funktionieren unseres Gehirns.

Machtzentrale des Darms: das Mikrobiom

Unsere Darmbakterien bestimmen unser Leben mehr als wir es uns bisher vorgestellt haben. Früher dachte man, dass es nur im Dickdarm und im Mund Bakterien gäbe. Heute wissen wir, dass es auch im Magen und Dünndarm wichtige Bakterien gibt. Sie steuern unseren Appetit, unser Immunsystem, unsere Neigung zu Übergewicht und unsere Psyche. Ständig werden neue Einflüsse der Darmflora auf unser Leben und unsere Gesundheit entdeckt.

Ein paar Stars unter ihnen seien hier kurz erwähnt, zumal sie wunderschöne Namen besitzen und das Verständnis für viele Beschwerden und Erkrankungen fördern.

Ein Duo ist fast immer vermindert vorhanden, wenn ein Reizdarm bzw. eine Darmentzündung vorliegt:

Der Akkermansia muciniphila reproduziert und regeneriert den Schleim der Darmschleimhaut und füttert das Faecalibacterium prausnitzii. Der Schleim auf der Darmschleimhaut ist immens wichtig zur Abdichtung des Darms. Er ist eine Barriere zwischen dem den Stuhl transportierenden Darmrohr und dem sauberen Körperinneren. Er verhindert auch das Eindringen von Darmbakterien in die Darmwand und das Blut. Ist das Bakterium Akkermansia muciniphila vermindert (und das finden wir bei fast allen Darmirritationen und Darmentzündungen), treibt der nun an der Darmwand klebende Stuhl sein entzündendes Unwesen und Darmbakterien können in das Körperinnere eindringen. Der Stuhl verweilt länger als erlaubt im Darm und kann vermehrt faulen oder vergären. Und jetzt kommt's: Womit ernährt sich unser geliebter Akkermansia? Unter anderem mit Speichel! Wenn wir nun unsere Nahrung wie ein Haifisch hinunterschlingen und kaum Speichel produzieren, verhungert der Keim und es fehlt uns an schützendem Darmschleim. Langsames Essen und gründliches Kauen und Einspeicheln ist also nicht nur eine direkte Verdauungshilfe, sondern verhindert auch Darmentzündungen über die Fütterung des Akkermansia muciniphila mit Speichel.

Das nicht so appetitlich klingende Faecalibacterium prausnitzii ist der wichtigste Butyrat-Bildner. Es bildet also Buttersäure, die unsere Darmschleimhautzellen ernährt. Ist es vermindert, äußert sich das meist in einem erhöhten pH-Wert des Stuhls, also einem basischen Stuhl. Dieser ist die Grundlage für Fäulnis. Und Fäulnis ist höchst gefährlich, da hier potente Gifte gebildet werden, die sogar Krebs erzeugen können. Neben Phenolen, Indol und biogenen Aminen wird auch das Leichengift Kadaverin produziert, aber das hat erst nach unserem Tod eine Berechtigung in unserem Körper. All diese Gifte machen uns müde, leistungsschwach und eventuell sogar richtig krank. Es gibt Untersuchungen, die den Verdacht bestärken, dass ein Mangel an Faecalibacterium prausnitzii sogar Morbus Alzheimer begünstigen kann. Und vor dem fürchten wir uns doch alle ganz besonders!

Prevotella copri ist ein ganz gemeines Bakterium, das Rheuma erzeugen kann. Ist es erhöht, besteht die Gefahr, rheumatoide Arthritis zu bekommen. Und die tut nicht nur weh, sondern zerstört die Gelenke.

Oxalobacter formigenes frisst Oxalsäure. Ist es vermindert, besteht die Gefahr, Nierensteine zu bekommen, die meist aus Oxalsäure bestehen.

Clostridien sind so ziemlich die entzündungsfreudigsten Bakterien. Neben chronisch entzündlichen Darmerkrankungen wie Morbus Crohn und Colitis ulcerosa können sie sogar Autismus begünstigen. (Auch gewisse Bacteroides-Stämme können Autismus begünstigen.) Sind sie vermehrt, müssen Clostridien mit allen Mitteln bekämpft werden. Antibiotika waren hier früher die erste Wahl. Heute hat man große Erfolge mit Stuhltransplantationen. Hier wird der Stuhl eines gesunden Menschen in den Darm der Erkrankten eingebracht, meist mittels Magensonde.

Das Fusobacterium nucleatum ist äußerst krebserregend!

Die Firmicutes sind fähig, aus Zellulose verdaubaren Zucker zu machen, sodass der gute, kalorienarme Salat plötzlich zur Sachertorte mutiert. Alle Frauen, die scheinbar schon beim Hinsehen Gewicht zunehmen, sollten überprüfen lassen, ob nicht zu viele Firmicutes in ihrem Darm wohnen.

Hier zeigt sich, wie wichtig eine gesunde Balance der Darmbakterienbesiedelung für ein gesundes und vitales Leben ist. Die frohe Botschaft lautet wiederum: Die Therapie nach F.X. Mayr kann das Mikrobiom regulieren.

SIBO – der Dünndarm ist schuld

Leider wird bei Darmerkrankungen vor allem der Dickdarm untersucht und behandelt (oder auch nicht behandelt, wenn keine sichtbaren Veränderungen gegeben sind). Der Dünndarm, der immerhin ca. 5 Meter lang ist, führt ein Dornröschen-Dasein, da er weder mit bildgebenden Verfahren wie Röntgen oder Spiegelung noch mit Labordiagnostik gut zu untersuchen ist. Wenn er seiner Verdauungsleistung nicht nachkommt oder irritiert ist, ist das meist ein funktionelles Problem und nicht auf Tumoren oder andere anatomische, sichtbare Veränderungen zurückzuführen. Ist seine Verdauungsleistung geschwächt oder fehlgesteuert, leiden Magen und Dickdarm darunter. Die Reizung des Dünndarms setzt sich auf den Magen fort und stört seine Arbeit durch eine hormonelle Regulierung. Wird die Verdauung im Dünndarm nicht ordnungsgemäß vollendet, leidet der Dickdarm durch Fäulnis- und/oder Gärungsprozesse. Eine der Ursachen dafür kann sein, dass er mit falschen Darmbakterien besiedelt ist. SIBO steht für „small intestinal bacterial overgrowth", was so viel bedeutet wie eine Fehlbesiedlung des Dünndarms mit pathologischen Keimen. Hier liegt die Ursache für Darmbeschwerden begraben, ohne dass diese verlässlich diagnostiziert werden kann.

In der F.X. Mayr-Medizin haben wir die Möglichkeit, den Darm sehr sensibel abzutasten und seinen Zustand einzuschätzen. Das bietet dann die Voraussetzung für eine ursächliche Behandlung. Findet der Arzt keine Erklärung für die Bauchbeschwerden, werden gerne Nahrungsmittelunverträglichkeiten verdächtigt.

Keine Angst vor Nahrungsmittelintoleranzen

Der Bauch zwickt, Blähungen stressen, Durchfall und Stuhlverstopfung wechseln sich ab, nach dem Essen belastet quälende Müdigkeit. Der Arzt findet keine Ursachen und die von der Apotheke teuer verkauften Mittel versagen. Sind womöglich gewisse Nahrungsmittel schuld an diesem Dilemma? Ein teurer Bluttest gibt endlich Auskunft. Der IgG- oder IgG4-Test wirft eine Liste von oft sehr vielen Nahrungsmitteln aus, die angeblich nicht vertragen werden. Und meist sind es genau jene, die am häufigsten genossen wurden. Oh je! Was soll ich nun überhaupt noch essen?

Die tröstende Antwort lautet: vorerst diese Nahrungsmittel nicht oder in geringeren Mengen. Aber sie sind in Wirklichkeit unschuldig. Vielmehr wurden durch ein vorhandenes Leaky-Gut-Syndrom, also eine undichte Darmschleimhaut, noch nicht fertig verdaute Moleküle dieser Nahrungsmittel ins Blut aufgenommen und haben dort eine Immunreaktion ausgelöst. Es gilt also primär, die Darmschleimhaut wieder abzudichten. Tut man das nicht, werden beim nächsten Test genau jene Nahrungsmittel als unverträglich bezeichnet werden, die jetzt alternativ verspeist wurden.

Die Therapie nach F.X. Mayr kann diese Abdichtung gut bewerkstelligen, unterstützt durch die klebende Aminosäure Glutamin und die Vermeidung von Gluten, welches über die Ausschüttung von Zonulin aus den Darmzellen die Verbindungsstellen zwischen ihnen auflöst.

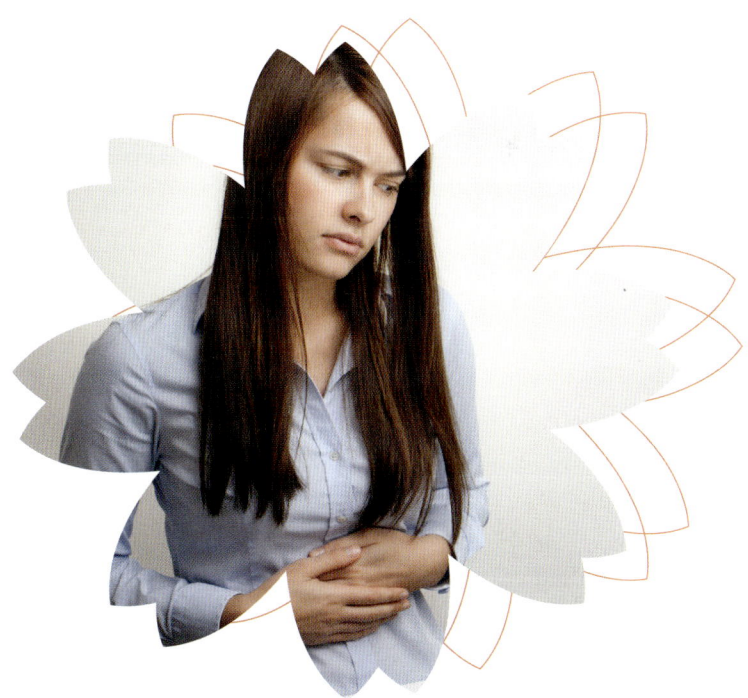

DIE ENTSTEHUNG UNSERER ZIVILISATIONSERKRANKUNGEN

Es ist ja wirklich absurd: Wir sind stolz auf unsere Zivilisation und doch macht sie uns krank. Früher starben die Menschen vor allem an Infektionserkrankungen. Diese haben wir mittels Hygiene und Antibiotika stark reduziert. Lediglich die multiresistenten Keime aus der Tierzucht und die Hospitalismus-Keime in den übersterilen, chemieverseuchten Krankenhäusern drohen zu einer neuen Plage zu werden. Heute sterben wir vor allem an Herz-Kreislauf-Erkrankungen, Zucker-krankheit, Bluthochdruck und Tumoren. Für die Zukunft wird die Depression als häufigste Krankheit angekündigt. Vorsorgemedizin ist also aktueller denn je.

Die größten Verhaltenssünden des Alltags kennen wir alle und praktizieren sie trotzdem:

Wir essen zu schnell

Nur wer zu schnell isst, kann auch zu viel essen. Da es eine Zeit lang braucht, bis der Blutzuckerspiegel ansteigt, können wir mit schnellem Hinunterwürgen unser Sättigungsgefühl überlisten und weit mehr in uns hineinschaufeln als uns guttut. Mit der Zeit stumpft dann unsere Sensibilität für die richtige Menge ab, der Magen wird überdehnt und kann künftig noch mehr Füllung vertragen.

Wir kauen nicht richtig und der Magen wird mit nur halb zerkauten, kaum ein-gespeichelten Bissen überfordert. Die ersten Verdauungsschritte im Mund durch den Speichel wurden vernachlässigt und entsprechend schwer liegt uns das Essen im Magen. Anders als früher geglaubt, enthält der Speichel nicht nur Kohlenhyd-rate verdauende Enzyme, sondern er kann auch Fett und Eiweiß verdauen. Kauen wir jedoch nicht genügend, ist der Zwölffingerdarm mit dieser Situation über-fordert, verdaut nicht fertig und schon können Gärung und Fäulnis im Darm ihr Unwesen treiben. Blähungen, Durchfall, Verstopfung, Bauchkrämpfe, Völlegefühl, Müdigkeit und eine Beeinträchtigung aller Organsysteme sind die Folgen. Und: unser geliebter Akkermansia muciniphila verhungert!

Gerade die Frau ist dazu verführt oder besser: verdonnert, oft schnell zu essen, da z. B. das Kleinkind seine Zuwendung fordert oder alle anderen scheinbaren oder echten Verpflichtungen sonst nicht erledigt werden können. Hier ist ein in-telligentes und praktikables Zeit-Management gefragt.

Wir essen zu viel

Eigentlich können wir nur zu viel essen, wenn wir zu schnell essen. Allerdings können wir auch unser natürliches Sättigungsgefühl abschalten. Das gelingt mit Hilfe einer Fehlbesiedelung des Darms in Form einer falschen Darmflora. Und wenn wir dann übergewichtig sind, bildet das Bauchfett zwar zuerst mehr den Appetit hemmende Leptine. Wenn diese aber eine Zeit lang vermehrt gebildet werden, stumpfen deren Rezeptoren ab, sie wirken nicht mehr und weiter geht's ungezügelt mit dem Essen. Das Bauchfett produziert überdies ein Enzym, welches das männliche Testosteron in das weibliche Östrogen umwandelt.

Frauen benötigen nicht nur ihre weiblichen Sexualhormone, sondern auch eine ordentliche Portion männliches Testosteron. Hat sie zu wenig davon, leidet sie unter Libidomangel und einer geringeren allgemeinen Antriebskraft. Sie tut sich dann auch schwerer, Muskeln zu bilden, die schließlich das Fett verbrennen sollten.

Die vom Bauchfett gebildeten Entzündungsmediatoren fachen die „silent inflammation" an, eine im Untergrund vegetierende, nicht direkt spürbare und im Labor nur schwer feststellbare generalisierte Entzündung. Sie kann ihrerseits fast alle Zivilisationserkrankungen von der Gefäßverkalkung mit Herzinfarkt, Hirnschlag und Demenz über bösartige Tumoren bis hin zu Rheuma und Arthrosen verursachen. Die übergroßen Nahrungsmengen überlasten wiederum unseren Verdauungstrakt, bis er eines Tages nicht mehr optimal funktioniert.

Wir essen im Stress

Die dienstbeflissene Sekretärin, die mit der Wurstsemmel im Mund am PC arbeitet, die Protokollführerin, die das Lachsbrötchen in der linken und den Kugelschreiber in der rechten Hand hält, die Managerin, die während des Geschäftsessens nicht weiß, wann sie kauen, schlucken und reden soll, die Mutter, die während ihres wohl verdienten Mahls die Kinder füttern muss, die Ehefrau, die sich fragt, wann ihr Mann wieder einmal mit ihr über sie bzw. sie beide reden wird, die Geschiedene, die nicht weiß, wie sie finanziell durchkommen soll; wie sollen diese Frauen in entspanntem Zustand genüsslich essen?

Im Stress schaltet der Verdauungsnerv, Vagus genannt, ab. Der Stressnerv Sympathikus schwächt die Verdauungskraft. Es bleibt uns quasi die Spucke weg. Die daraus resultierende Fehlverdauung reizt den Darm und schon wieder leiden wir

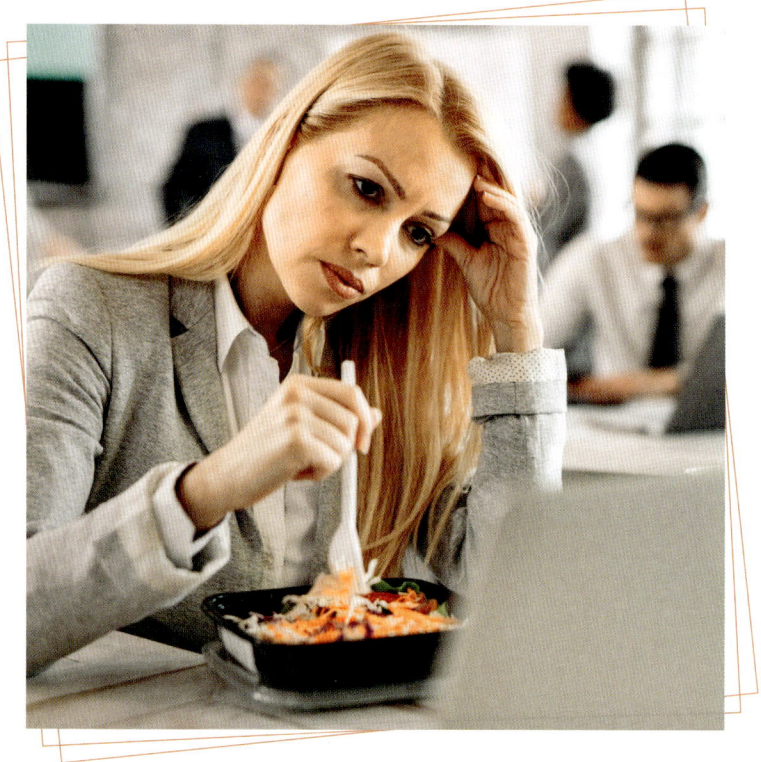

unter Blähungen, Völlegefühl, Darmbeschwerden und allen Folgeerscheinungen des Reizdarm-Syndroms und der undichten Darmschleimhaut. Die Transportme-chanismen, die die verdaute Nahrung ins Blut aufnehmen sollen, werden schwach und wieder liegt der Speisebrei zu lange im Darm herum. Alles gerät durcheinan-der und unser Körper leidet unter Reizdarm, Gastritis, Blähungen, Stuhlverstop-fung oder Durchfall.

Wir essen zu spät

In der Nacht ist die Verdauungsleistung eingeschränkt. Wer also spät abends viel isst, wird schlechter schlafen, mehr schnarchen, in der nach der Organuhr als Leberzeit bezeichneten Periode zwischen 1 Uhr und 3 Uhr aufwachen, dabei womöglich schwitzen, morgens müde aufstehen und sich im Extremfall so füh-len, wie wenn man zu viel Alkohol getrunken hätte. Nur mehrere Tassen Kaffee können uns aufwecken. Ideal wäre es, nach 18 Uhr nichts mehr zu essen.

Wir essen zu müde

Wenn wir müde sind, betrifft das nicht nur unsere Psyche und vielleicht die Muskulatur. Alle Körperfunktionen werden auf Sparflamme gesetzt, so auch die Verdauung. Daher ergibt das unbedachte Schlemmen in erschöpftem Zustand eine Überforderung unseres Verdauungsapparates und wieder kann die Nahrung nicht ordnungsgemäß zur Energiegewinnung aufgeschlüsselt werden. Im Gegenteil, wir werden durchs Essen nicht wieder fit, sondern noch müder, sammelt sich doch das Blut im Bauchraum und muss das Immunsystem sich um eventuelle Feinde in der Nahrung kümmern. Essen ist lustig, Verdauen ist Arbeit!

Wir essen zu süß und insgesamt zu viele Kohlenhydrate

Belohnungen sind meist süß. Das beruht darauf, dass Zucker tatsächlich ein Antidepressivum ist und das Lustzentrum im Gehirn stimuliert. Zucker wirkt wie die modernen Antidepressiva als Serotonin-Reuptake-Hemmer. Das heißt, dass die Verweildauer der Nervenüberträgersubstanz Serotonin im synaptischen Spalt verlängert wird und somit unsere Glücklichkeits-Nervenüberträgersubstanz länger wirkt, wenn wir Zucker essen. Daher belohnen wir uns immer wieder gerne mit der süßen Verführung. Frauen, die sich zu wenig belohnt fühlen, die das ewige Funktionieren satthaben, die aber noch keinen Ausweg aus ihrem Dilemma gefunden haben, trösten sich dann gerne mit Süßigkeiten. Zusätzlich wirkt Zucker als schnell verfügbarer Treibstoff für unser Gehirn. Ist nun der Geist erschöpft, die Reizüberflutung zu mächtig, die Konzentration im Schwinden, dann kann ein guter Kuchen oder ein paar Stücke Schokolade wie ein Doping das Letzte aus dem Gehirn herausholen. Zusätzlich kann ein gesellschaftlicher Ausgleich in Form des Kaffeekränzchens die innere Einsamkeit kompensieren helfen. Die Kombination aus Süßigkeit, Kaffee und entspanntem Plaudern ist also eine wohltuende Entspannungsmethode, die leider ihre Tücken hat.

Auch der uneingeschränkte Genuss von Brot, Kuchen, Nudeln, Knödeln, Reis und Kartoffeln hat seinen Preis. Unsere Kohlenhydratspeicher im Körper sind begrenzt. Wenn Muskeln und Leber voll sind, muss unser Körper auf alternative Speicher zurückgreifen. Diese sind in Massen vorhanden und heißen Fettzellen. Also werden die Kohlenhydrate in Fett umgewandelt und in unsere Fettzellen eingelagert. Zusätzlich schippern sie als Triglyceride im Blut herum. Schließlich gibt es noch Sonderspeicher wie die Leber, die dann Fettleber heißt. All das ist nicht gut für uns. Aber viel schlimmer ist die Überreizung unseres Insulinsystems. Damit der Zucker aus dem Blut verschwindet und in die Zellen eingebaut werden kann, wird vermehrt Insulin gebildet. Dieses erhöht über eine Natriumrückresorption und Sympathikus-Aktivierung den Blutdruck, schädigt selbst die Blutgefäße, fördert Thrombosen, hemmt den Fettabbau, fördert das Tumorwachstum und Entzündungen, lässt Zysten in den Eierstöcken entstehen und bastelt eine Fettleber. Das Überangebot an Insulin lässt die Insulinrezeptoren abstumpfen. Sie verlieren ihre Sensibilität gegenüber Insulin, woraufhin zuerst der Insulinspiegel weiter ansteigt. Später versagen die Inselzellen der Bauchspeicheldrüse ihren Dienst und bilden kein Insulin mehr. Die geschädigten Insulinrezeptoren verhindern eine genügende Kohlenhydrataufnahme in die Zellen, diese verhungern langsam, während die Fettzellen alternativ immer mehr Fett speichern müssen. Wir werden hungriger, schwächer, müder und dicker.

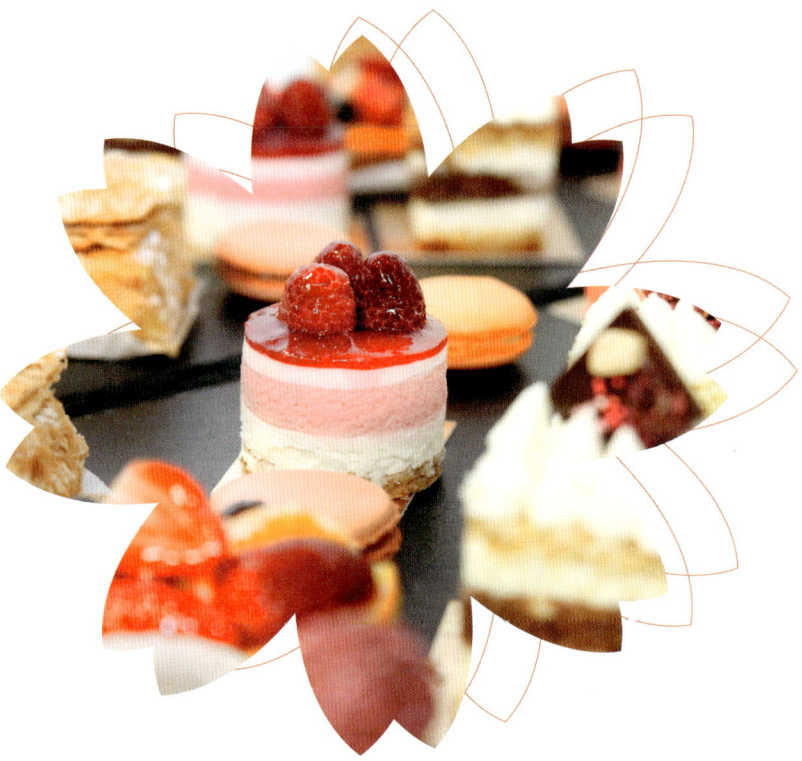

Langsam bildet sich eine Zuckerkrankheit aus. Der berühmte Diabetes mellitus Typ II hat es in sich. Er erhöht das Risiko für Herzinfarkt und Schlaganfall deutlich, führt zu Nierenschäden und Erblindung und schließlich werden die Beine nicht mehr ausreichend durchblutet und müssen womöglich amputiert werden. Nochmals, da es so wichtig ist: Frauen zeigen selbst dann, wenn sie bereits zuckerkrank sind, oft keine erhöhten Nüchtern-Blutzuckerwerte. Hier muss auf jeden Fall sensibler diagnostiziert werden!

Ja sogar die Entstehung von Morbus Alzheimer und anderen Erkrankungen des Gehirns werden begünstigt. Die positive Nachricht lautet: Im Anfangsstadium ist alles reversibel! Wenn die Kohlenhydrate reduziert werden, langsam gegessen und gekaut und dem natürlichen Sättigungsgefühl geglaubt wird, dann kann sich das Insulin-System erholen. Voraussetzung dafür sind aber auch Stressreduktion, mehr Bewegung und Vermeidung von chronischen Entzündungen.

Kohlenhydrate sind nicht gleich Kohlenhydrate. Es kommt nicht nur darauf an, wie viele Kohlenhydrate wir konsumieren, ob wir sie schlingen oder genüsslich naschen, sie sollen auch möglichst komplex sein. Das heißt: Je kurzkettiger und somit leichter verdaulich sie sind, desto verheerender die Wirkung, da sie schnell ins Blut gelangen und sofort viel Insulin ausschütten lassen. Zur Beurteilung dieser Eigenschaft gibt es die Tabelle über den Glykämischen Index. Diese ist jedoch nicht besonders aussagekräftig, da sie keine Rücksicht auf die in den Lebensmitteln enthaltenen Mengen der betreffenden Kohlenhydrate nimmt. Mehr Aussage gibt hier die Glykämische Last. Je höher die Glykämische Last ist, desto mehr Insulin wird beim Verzehr des Lebensmittels ausgeschüttet und desto schlechter ist es daher.

Probieren Sie es einfach aus. Das Steak oder der Fisch schmecken auch ohne Kohlenhydrate hervorragend. Kochen Sie Gemüse dazu und schon erfreut Sie ein vielfältiger, wertvoller, Säure-Basen-ausgeglichener Genuss ohne nennenswerte Insulinausschüttung.

Die F.X. Mayr-Therapie wurde dahingehend modernisiert, dass viel weniger Kohlenhydrate als früher gegeben werden. Besonders Frauen profitieren davon überproportional. Der Insulinspiegel wird eindrucksvoll gesenkt und dadurch die Gefahr des Insulins und des Zuckers gebannt.

Wir sitzen zu viel

Im Sitzen ist die Belastung der Bandscheiben höher als im Stehen. Wenn wir dann noch dazu lümmeln und nicht aufrecht sitzen, verstärkt sich dieser Effekt und verschiedene Muskelgruppen können sich verkürzen und eine allgemeine Fehlhaltung begünstigen. Frauen mit ihrem schwächeren Bindegewebe leiden besonders häufig unter einer Verschiebung der Wirbelkörper durch falsches Sitzen. Im Sitzen wird der Darm auch zu mehr Ruhe verleitet, arbeitet weniger und fördert Stuhlverstopfung.

In der F.X. Mayr-Therapie für Frauen werden spezielle Bewegungsübungen eingebaut, die den Beckenboden und die gesamte Wirbelsäule stabilisieren helfen.

Wir bewegen uns zu wenig

Bewegung ist einer der wichtigsten Schlüssel zur Gesundheit. Bewegungsmangel fördert nicht nur Übergewicht. Vielmehr schwächt er das Immunsystem, hemmt Reparaturmechanismen in unserem Körper, verlangsamt die Bildung von Nervenverbindungen im Gehirn und schwächt damit unser Gedächtnis. Die Atmung wird flacher und unser Gewebe neigt zur Übersäuerung. Da Knochen nur neu gebildet werden, wenn sie regelmäßig belastet werden, fördert Bewegungsmangel Osteoporose. Gepaart mit hormonellen und genetischen Gegebenheiten trifft diese Erkrankung wiederum häufiger die Frau.

Wir schlafen zu wenig

Schlaf ist wesentlich wichtiger als es uns erscheint. Unser Gehirn benötigt ihn zur Aufarbeitung des Erlebten und Erlernten. Unser Hormonsystem regelt sich mit dem Schlaf-Wach-Rhythmus. Schlafmangel bewirkt einen allgemeinen Stresszustand, der alle gesundheitsgefährdenden Attribute des Stresses mit sich trägt. Junge Mütter wissen ein Lied davon zu singen, wie hartnäckig ihre Babys und Kleinkinder den wohlverdienten Schlaf rauben können. Schnarcht dann noch der Gatte, wird die Nacht zur Hölle. Frauen sind in Bezug auf Schnarchen umweltfreundlicher. Ihr Östrogen ist nämlich ein Schnarchschutz. Erst nach der

Menopause, wenn der Östrogenspiegel niedrig ist, beginnen Frauen eventuell auch tüchtig zu schnarchen.

Eine Steigerungsstufe des Schnarchens ist die Schlafapnoe. Diese Atempausen während der Nacht sind heimtückisch, da sie von der Betroffenen nicht registriert werden. Nur die Neigung zu Sekundenschlaf und Müdigkeit tagsüber verrät den nächtlichen Sauerstoffmangel. Es gibt tatsächlich Menschen, die alle paar Minuten 30 Sekunden nicht atmen. Übrigens: 25 % der tödlichen Autounfälle auf Autobahnen werden durch Sekundenschlaf verursacht, der durch Schlafapnoe entstanden ist. Dass Schlafapnoe die Herzinfarktrate verdreifacht, ist noch ein makabrer Zusatzeffekt.

Beobachtungsstudien haben eindrucksvoll gezeigt, wie sehr der Schlaf durch die F.X. Mayr-Therapie verbessert wird und Schlafapnoe beseitigt werden kann.

Wir haben zu viel Stress und Reizüberflutung

Stress ist von der Natur für Flucht, Kampf und nackte Überlebensstrategien entwickelt worden. Wenn nun sozusagen Lebensgefahr besteht, ist keine Zeit zum Essen und Schlafen. Daher wird die Verdauungskraft heruntergefahren und Schlaf möglichst verhindert. Außerdem wird der Stoffwechsel dahingehend verändert, dass wir mit weniger Nahrung auskommen, also sparsamer verbrennen. Bei gleicher Kalorienzufuhr nehmen wir daher im Stress leichter Gewicht zu als in entspanntem Zustand. Hauptsächlich Kortison und eine Insulinresistenz zeichnen dafür verantwortlich. Dauerhafter Stress beeinträchtigt direkt die Hirnleistung, da durch ihn die Insulinrezeptoren der Hirnzellen geschädigt werden können. Zucker kann dann nicht mehr in die Hirnzelle eingeschleust werden und die Denk- und Gedächtnisleistung nehmen ab.

Stress fördert ganz allgemein die Entzündungsaktivität im Körper. Diese silent inflammations sind der Wegbereiter für Blutgefäßverkalkung mit Herzinfarkt und Hirnschlag-Gefahr und von bösartigen Tumoren.

Stress ist also ein omnipotenter Krankmacher, der immer mehr Bedeutung in der Vorsorgemedizin bekommt.

Die Therapie nach F.X. Mayr bewirkt eine verstärkte Beschäftigung mit dem eigenen Leben und persönlichen Prioritäten. Sie reinigt nicht nur den Körper, sondern auch die Seele und den Geist von diversen Belastungen und ungelösten Knoten. Die Besinnung auf die wahren Werte und die Wiederentdeckung des eigenen Rhythmus und der eigenen Bedürfnisse können den Stresspegel entscheidend reduzieren.

Versteckte Entzündungsherde

Jeder Zahnarzt weiß wie gefährlich eine Parodontitis sein kann. Dabei ist die Schrumpfung des Zahnfleisches noch der geringste Schaden, auch wenn diese früher oder später die Zähne ausfallen lässt. Gefäßverkalkung mit Herzinfarkt und Schlaganfall bis hin zu Krebsbegünstigung – so ein Entzündungsherd im Mund kann sein Unwesen im gesamten Körper treiben. Auch chronische Nasennebenhöhlenentzündungen werden in ihrer Breitenwirkung unterschätzt. Sie können praktisch das Gleiche wie die Parodontitis verursachen. Schließlich führt auch das Leaky-Gut-Syndrom, also die durchlässigere Darmschleimhaut, zu einer solchen unterschwelligen Entzündung.

Leider sieht man diese Entzündungen nicht so gut von außen und das normale Blutlabor gibt nur unzureichend Auskunft. Lediglich das hochsensible CRP kann den Verdacht erhärten. Nun gibt es zum Glück auch noch eine sehr praktikable Untersuchung des Speichels auf aMMP-8 (Matrix-Metallo-Proteinase 8). Damit lässt sich eine silente Entzündung aufspüren und kann schon im Keim erstickt werden.

Die F.X. Mayr-Therapie ist eine hervorragende Methode, um Entzündungen zu minimieren bzw. zu beseitigen. Der Darm wird abgedichtet, das Immunsystem gestärkt und die körpereigenen Selbstheilungskräfte geweckt.

KÖRPERGIFTE: GEFAHR ODER PANIKMACHE?

Gerne wird von der universitären Medizin das Vorhandensein von Körpergiften abgestritten. Das verwundert sehr, zumal die Wissenschaft immer mehr davon entdeckt. Natürlich kann der Körper selbstständig entgiften. Aber wenn die Giftmenge überhandnimmt und die entgiftenden Vitalfunktionen durch unseren bewegungsarmen und gestressten Lebensstil reduziert werden, dann sind zusätzliche Entgiftungsmaßnahmen erforderlich. Es ist hinlänglich bekannt, dass ein Darmverschluss, ein Nierenversagen oder Leberversagen schnell zum Tode führt und Morbus Alzheimer durch Ablagerungen im Gehirn passiert. Harnsäure verursacht Gicht und Gefäßverkalkung und das oxidierte LDL-Cholesterin begünstigt Herzinfarkt und Hirnschlag. Schließlich sind eine Überzuckerung des Gewebes in Form von AGEs *(advanced glycation endproducts)* potente Alt- und Krankmacher.

Alle unten angeführten Gifte sind auch in einem gesunden Körper vorhanden. Aber schon im 16. Jahrhundert wusste Theophrastus Bombastus von Hohenheim, auch Paracelsus genannt, dass die Dosis das Gift macht. Ein Zuviel kann unseren Körper schädigen, wobei die Dosis, die er gut verträgt, individuell verschieden ist.

Man muss prinzipiell zwischen folgenden Toxinen unterscheiden:

Im Verdauungstrakt produzierte Gifte

Bei Gärung entstehen Gärungssäuren und Gärungsalkohole wie Methanol, Äthanol, Propanol und Butanol.

Bei Fäulnis entstehen Fäulnisgifte wie Indol, Skatol, Phenole, biogene Amine, ja sogar Kadaverin (also das Leichengift). Besonders die Fäulnisstoffe begünstigen die Entstehung von Darmentzündungen und Darmkrebs.

Wenn das Klebereiweiß der meisten Getreidearten, das Gluten, auf die Darmschleimhautzellen trifft, produzieren diese Zonulin, welches die Verbindung der Zellen löst. Der Darm wird undicht, das berühmte Leaky-Gut-Syndrom entsteht mit Nahrungsmittelintoleranzen, Bakterienauswanderung in die Harnblase mit Harnblasenentzündungen und ins Blut, wodurch Gefäßverkalkung begünstigt wird. Leider ist der Glutengehalt der Getreide heute viel höher als früher, da der Getreidepreis für Sorten mit hohem Glutengehalt höher ist. Gluten verbessert nämlich die Backeigenschaften. Diverse pathologische Darmbakterien und Pilze produzieren zusätzliche Gifte, die massive Entzündungen verursachen können.

Leaky Gut, Gluten und Zonulin

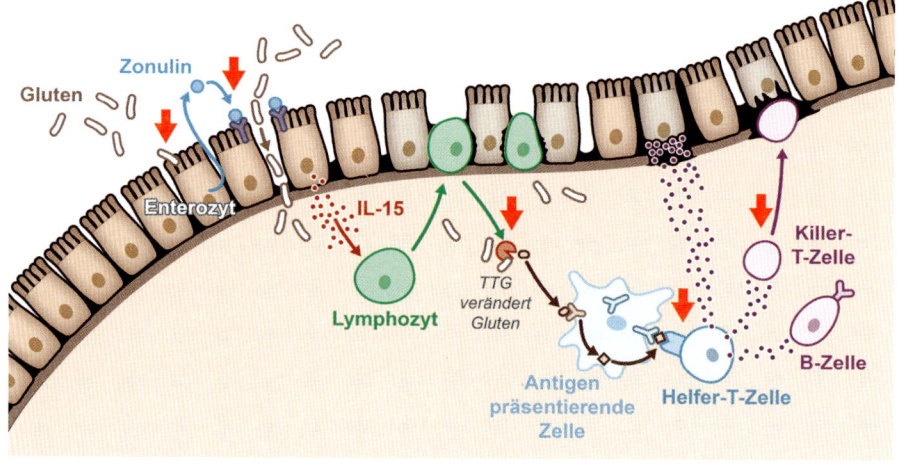

Beim Stoffwechsel im Gewebe produzierte Schlacken

Zu hoher Zucker- und Kohlenhydratkonsum begünstigen die Bildung der AGEs („advanced glycation endproducts"). Diese lagern sich in der Zwischenzellsubstanz ab und beeinträchtigen deren Funktion. Im Blut behindern sie den Sauerstofftransport (das berühmte HbA1c, welches auch zur Langzeit-Zucker-Bestimmung herangezogen wird, ist so ein unbrauchbares Hämoglobin, welches keinen Sauerstoff transportieren kann). Vermehrte Faltenbildung und Altersflecken sind die sichtbaren Folgen.

Amyloid und hyperphosphoryliertes Tau-Protein sind die Verursacher von Alzheimer Demenz. Sie lagern sich im Gehirn ab.

Ammoniak wird im Leistungssport und bei Leberüberlastung produziert. Es beeinträchtigt auch die Hirnleistung.

Die Übersäuerung des Gewebes kann Muskelschmerzen, Entzündungen, Arthrosen, Osteoporose und ebenfalls Leistungseinbußen hervorrufen.

Die Harnsäure verursacht Gicht und Gefäßverkalkung.

Das oxidierte LDL-Cholesterin ist das Schreckgespenst aller, die keinen Herzinfarkt und keinen Hirnschlag erleiden wollen. Cholesterin an sich ist ja gesund. Nur wenn das als schlecht bekannte LDL-Cholesterin oxidiert ist, wird es gefährlich und lagert sich, in abgestorbenen Immunzellen verpackt, an den Blutgefäßwänden an. Damit sie sich anlagern können, muss allerdings die Gefäßwand durch Entzündungen oder leichte Risse vorgeschädigt sein.

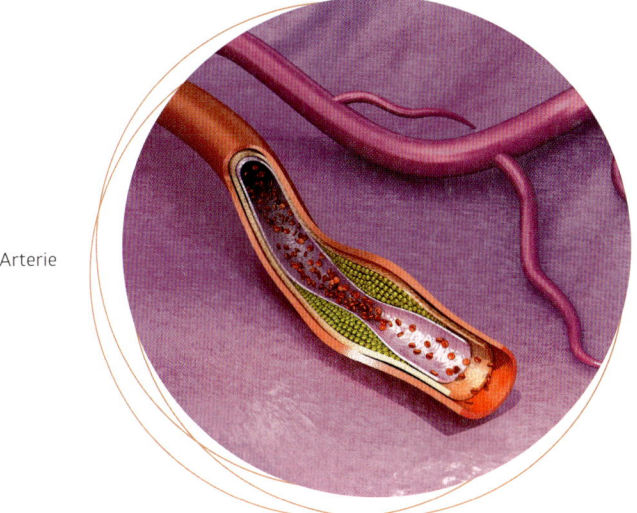

Plaques in Arterie

Exogene (von außen kommende) Toxine in Nahrungsmitteln

In Nahrungsmitteln lauern versteckte Schadstoffe, die von der Lebensmittelindustrie freimütig verwendet und von den Gesundheitsbehörden geduldig toleriert werden. In industriell angebaute Getreidesorten ist ein Insektizid hineingezüchtet, welches die Verdauungsleistung einschränken kann. Dieser so genannte Amylase-Trypsin-Inhibitor kann Blähungen und Fehlverdauung mit Bauchbeschwerden begünstigen. Der Geschmacksverstärker Glutamat ist an sich eine Nervenübertragersubstanz des Gehirns und steigert die Sensibilität. Es wird vermutet, dass er Konzentrationsstörungen und Hyperaktivität verursachen kann. Künstliche Süßstoffe können nach neuesten Erkenntnissen sogar Zuckerkrankheit begünstigen.

Mit Zigarettenrauch führen Raucher ihrem Körper freiwillig Teer und Nikotin zu. Wie gefährlich vor allem Teer ist, weiß jeder. Weniger bekannt ist, dass das

Kohlenmonoxyd (CO_2) viele Schäden verursacht. Es bindet sich wesentlich stärker an die roten Blutkörperchen als Sauerstoff und somit erstickt der Körper langsam und fast unauffällig. Herzinfarkt und Bandscheibenvorfälle können die Folgen sein. Junge Frauen rauchen häufiger als junge Männer. Über die Ursache kann man vielfältig spekulieren. Leider schädigt der Zigarettenrauch Frauen stärker. Gerne denkt man da an Lungenkrebs. Jedoch fällt es auch dem Brustkrebs und Bauchspeicheldrüsen-Krebs leichter, sich zu entwickeln, wenn die Frau raucht.

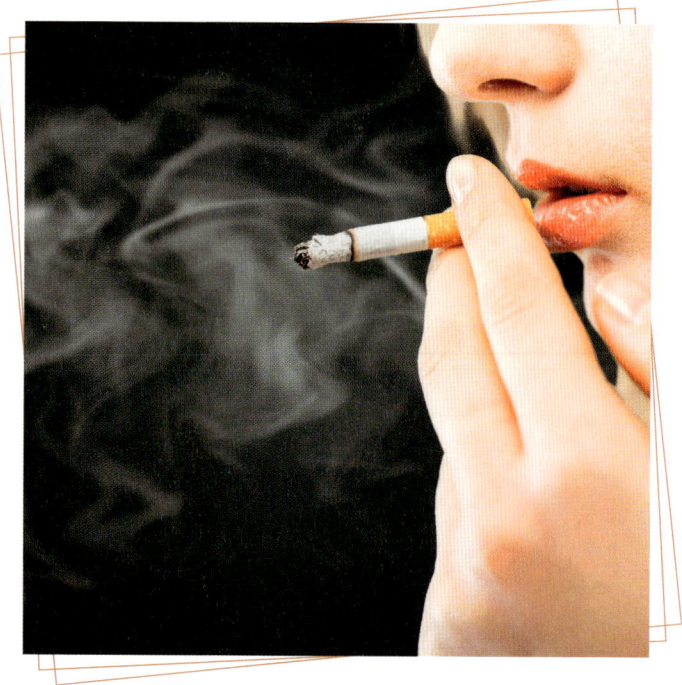

Schwermetalle sind als Gifte bekannt. Besonders oft werden wir mit Quecksilber und Aluminium belastet. Die meisten Antideodorantien (Deos) generieren ihre den Schweiß reduzierende Wirkung aus ihrem Aluminiumgehalt. Die feinen Aluminiumpartikel verstopfen die Schweißdrüsen und behindern damit die Schweißsekretion. Auch der FSME-Impfstoff enthält Quecksilber. Die Liste der „Schwermetall-Sünder" ist lang.

Die vielfältigen Chemikalien in Luft und Wasser sind fast nicht überschaubar. In unserer chemischen Welt müssen wir fast damit leben lernen. Noch weiß man nicht von allen Stoffen, was sie wirklich in uns anstellen. Frauen sind hier besonders belastet, da sie mehr Fettgewebe besitzen, in dem viele Stoffe eingelagert werden können. In einigen Regionen ist das Grundwasser inzwischen durch die Antibabypille der Frau mit weiblichen Sexualhormonen kontaminiert. Unfruchtbarkeit kann unter anderem auch dadurch schon erklärt werden.

Dass Medikamente unangenehme Nebenwirkungen haben können, ist bekannt. Einige Medikamente können sich im Fettgewebe einlagern und werden dann beim Abspecken plötzlich freigesetzt. Das kann unangenehm sein, ist aber gleichzeitig die Chance, diese unerwünschten blinden Passagiere loszuwerden. Unerwünschte Bakterien und Parasiten bevölkern mit Vorliebe unseren Darm. Da sie schwer zu finden sind, doktert man oft lange erfolglos an unerklärlichen Beschwerden herum, bevor endlich dieses Problem erkannt und beseitigt wird (siehe „Mikrobiom", S. 22 f.).

Schließlich kann das Körperfett als solches auch noch als Gift bezeichnet werden, wenn man damit ein Zuviel an dem gesundheitsschädlichen, viszeralen Fett (Bauchfett) meint.

Seelische Gifte

Sie sind nicht zu unterschätzen! Lebt eine Frau in einer Lebenslüge, betrügt sie sich selbst, indem sie mit einem Mann zusammenlebt, den sich nicht mehr liebt, den sie verabscheut, indem sie einen Beruf ausübt, der sie langweilt oder anwidert, indem sie ihre Ängste verdrängt, die sie erstarren lassen, dann lebt sie eigentlich in einem Scherbenhaufen, dessen spitze Kanten und Ecken sie ständig verletzen. Hier gilt es, einmal den Tatsachen ins Auge zu blicken, die Probleme zu erkennen und beim Namen zu nennen und Lösungsansätze zu verfolgen. Sonst erstarrt man in einer Apathie, einer Sinnkrise, einer verhärtenden Verzweiflung, die in vielfacher Hinsicht krank macht. Es ist hinlänglich bekannt, dass Trauer, Zorn, Verzweiflung und Verbitterung krank machen. Das Leben ist nicht dazu da, um es emotional und seelisch halb tot zerrinnen zu lassen. Jeder und jede hat persönliche Sehnsüchte und Potenziale. Sie müssen nur wieder zum Leben erweckt, aus ihrem Versteck befreit werden. Aber auch ein Zuviel an ungezügelten Emotionen kann überfordern und das Seelenschiff zum Kentern bringen.

EINFLUSS DES VERDAUUNGSTRAKTES AUF DEN BEWEGUNGSAPPARAT

Schon die Statistik zeigt, dass Beschwerden des Bewegungsapparates in der Bevölkerung an erster Stelle stehen. Das hat natürlich auch damit zu tun, dass krankhafte Veränderungen im Bereich der Wirbelsäule, der Gelenke und Muskelverspannungen von sich aus mehr Schmerzen verursachen als viele Stoffwechselentgleisungen, Gefäßverkalkungen oder Darmprobleme. Letztere mischen sich jedoch ordentlich in die Orthopädie ein. Bei Frauen verstärken sich die Auswirkungen einer gestörten Darmfunktion auf Wirbelsäule, Muskeln und Gelenke.

Das Cervicalsyndrom

Dabei handelt es sich um einen Sammelbegriff aller möglichen Beschwerden im Bereich der Halswirbelsäule und der Nacken- und Schultermuskulatur. Eine häufige Ursache dafür ist der Zwerchfellhochstand. Die Verminderung des elastischen Lungenzuges, Lymphstau im Mesenterium, dem Aufhängeapparat des Darms, eine Darmsenkung, Bauchfett-Ablagerungen und abnorme Gas- und Kotmengen im Darm verhindern eine ausreichende Kontraktion des Zwerchfells. Dadurch ist die Bauchatmung eingeschränkt, für Lunge und Herz ist zu wenig Platz.

Um diese Verkleinerung des Brustkorbs auszugleichen, weitet sich dieser nach der Seite aus. Der Rippenbogen-Winkel wird größer und der Schultergürtel angehoben. Die Nacken- und Halsmuskeln, die den Schultergürtel hochheben, sind jedoch nicht für solch eine Dauerbelastung ausgelegt und neigen zu Verkürzungen und Gelosenbildung (schmerzhafte Muskelverhärtungen).

Ein Hartspann in der seitlichen Halsmuskulatur, der sogenannte Musculi scaleni, kann sogar den Blutdruck steigen lassen, da in diesen Muskeln viele vegetative Nervenfasern verlaufen.

Besonders fatale Wirkung hat ein einseitiger Schulterhochstand. Eine Lebervergrößerung bzw. eine Irritation des Zökums (Übergang vom Dünndarm zum Dickdarm) und des aufsteigenden Dickdarms können zu einem Hochstand der rechten Schulter führen. Eine Irritation des absteigenden Dickdarms (meist mit Blähungen verbunden) lässt die linke Schulter höher stehen. Wie schon erwähnt, ist der Schulterhochstand ein aktiver muskulärer Prozess. Die daraus resultierenden einseitigen Muskelverspannungen beeinträchtigen die Beweglichkeit der Halswirbelsäule, verschieben das muskuläre Gleichgewicht im Hals-Kopf-Bereich und haben unter Umständen eine „Fernwirkung" bis in die Füße. Schulter-Arm-Syndrom, Spannungskopfschmerz können so ihre Wurzeln im Verdauungstrakt haben.

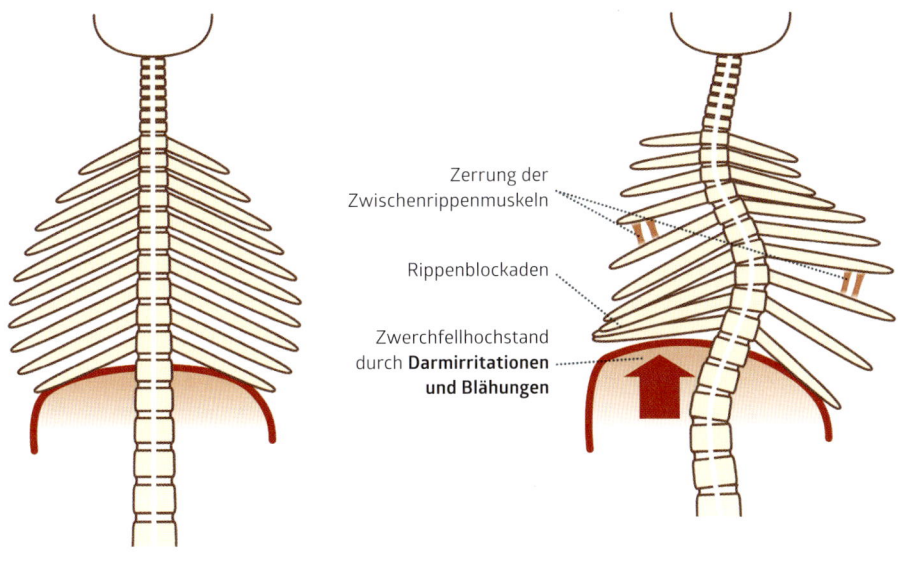

Zerrung der Zwischenrippenmuskeln

Rippenblockaden

Zwerchfellhochstand durch **Darmirritationen und Blähungen**

Der Brustschmerz

Viele Patientinnen haben Angst um ihr Herz und ihre Lunge, wenn es im Brustkorb sticht. Allzu oft sind jedoch blockierte Rippen, Zerrungen und Muskelansatzirritationen der Zwischenrippenmuskulatur die Ursachen. Wieder sind der Zwerchfellhochstand, die Daueranspannung des Brustkorbs, die überstrapazierte Brustatmung und asymmetrische Reizungen im Bauchraum dafür verantwortlich, dass die Zwischenrippenmuskulatur überlastet ist und die Brustwirbelsäule eine verstärkte Krümmung und teilweise sogar eine Skoliose (seitliche Verkrümmung) entwickelt. Oft sieht man diese Verformungen des Brustkorbs deutlich. Eine Irritation bzw. Überlastung der Zwischenrippenmuskeln und anderer Brustmuskeln oder eine Rippenblockade kann stechende Schmerzen des Brustkorbs verursachen. Diese werden dann eventuell mit Herzschmerzen verwechselt.

Zur Unterscheidung der verschiedenen Brustkorbschmerzen gibt es verlässliche Symptome: Kann der Schmerz durch Druck auf die schmerzende Stelle verstärkt bzw. ausgelöst werden, handelt es sich mit an Sicherheit grenzender Wahrscheinlichkeit um ein Problem der Muskeln oder Rippen. Ist der Schmerz genau lokalisierbar und eng begrenzt und womöglich atemabhängig, kann ebenfalls davon ausgegangen werden, dass das Herz nicht involviert ist. Allerdings kann hier auch das Rippenfell mit im Spiel sein. Natürlich soll in jedem Fall der Arzt aufgesucht werden!

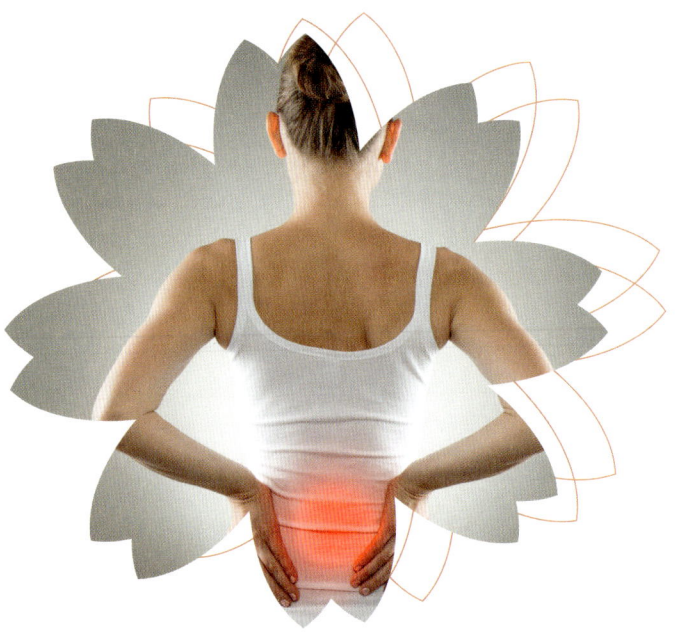

Die Lumbalgie, der Kreuzschmerz

Dieses Beschwerdebild ist oft so therapieresistent, dass es von vielen als legitime Alterserscheinung stillschweigend geduldet und erlitten wird. Die scheinbare Therapieresistenz erklärt sich aus dem ungeheuer starken Einfluss des Darmes auf den unteren Teil unseres Achsenorgans, der Lendenwirbelsäule. Die vom Bauch her verursachte Fehlhaltung der Lenden-Becken-Hüftregion kann mit den Mayr'schen Körperhaltungen korrigiert werden. Alle Körperhaltungen nach F.X.

Mayr haben gemeinsam, dass sie mehr Platz für einen irritierten und womöglich überfüllten Darm schaffen. Zusätzlich sind sie durch die psychische Situation ihres Trägers und diverse orthopädische Besonderheiten geprägt.

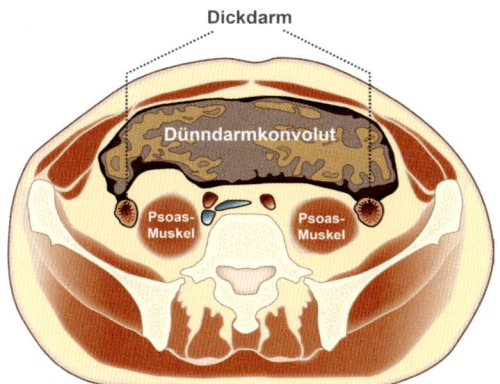
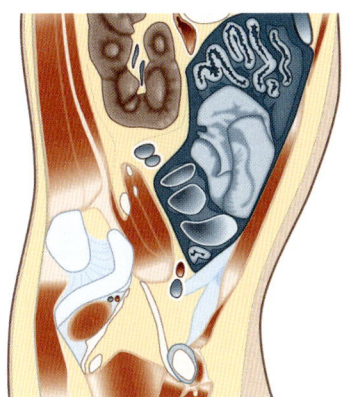

Eine Schlüsselrolle nehmen dabei die Iliopsoas-Muskeln ein. Die enge nachbarschaftliche Beziehung zwischen Dickdarm und Iliopsoas-Muskel ist prädestiniert für wechselseitige Störungen. Ist der gesamte Dickdarm gereizt, verkürzen sich beide Iliopsoas-Muskeln und verstärken die Krümmung der Lendenwirbelsäule zu einer kreuzhohlen Haltung. Das Kreuzbein kippt nach vorne, die Auflagefläche für den fünften Lendenwirbel steht zu steil und schon ist das typische Coxarthrosebecken geschaffen. Das heißt, dass es leichter ist, damit eine Hüftarthrose zu bekommen. Von den von Mayr definierten Haltungsformen ist die Entenhaltung die klassische Folge. Diese Menschen neigen zur Bildung einer Hüftarthrose, welche sich im Anfangsstadium gerne mit Knieschmerzen äußert. Damit eine Frau in Entenhaltung mit verkürztem Iliopsoas-Muskel nicht nach vorne umfällt, muss sie die hinteren Oberschenkel-Muskeln, die so genannten Hamstrings (Schinkenstreifen), verstärkt anspannen. Eine Überlastung dieser Muskeln kann zu Schmerzen wie bei Ischias und Muskelansatz-Irritationen im Bereich des Kniegelenkes und der Ferse (Achillessehnenschmerzen, Fersensporn) führen. Knieschmerzen haben ihre Ursache oft nicht im Kniegelenk selbst, sondern in überlasteten Muskelansätzen am Schienbeinkopf.

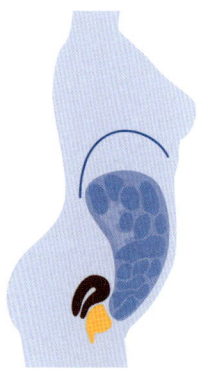

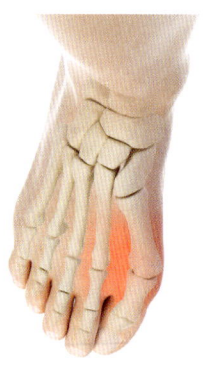

Für die bei Frauen relativ häufige Entenhaltung gibt es noch eine andere Ursache: Ein überlasteter, überfüllter Darm senkt sich gerne und bedrängt dann die Organe im Becken. Da Frauen ihre Genitalien im Unterbauch tragen, würde der Darm diese stören. Also nimmt die Frau unbewusst eine Schonhaltung ein, die den Darm vor der Gebärmutter und den Eierstöcken zu liegen kommen lässt. Leider drückt er jetzt auf die Blase, was dann zur Harninkontinenz führen kann.

Nun ist bei der Entenhaltung der gesamte Rumpf nach vorne verlagert und das Körpergewicht ruht nicht mehr gleichmäßig auf den Füßen. Vielmehr werden die Vorfüße vermehrt belastet. Dem hält das Fußgewölbe auf Dauer nicht stand und es entsteht ein Spreizfuß. Bevorzugt die Frau darüber hinaus noch Stöckelschuhe, verstärkt sich diese Vorfußbelastung. Schließlich entsteht ein Hallux valgus. Da das Großzehengrundgelenk dabei regelmäßig dem Gegendruck der Schuhe ausgeliefert ist, wächst der Knochen und der Hallux valgus verstärkt sich.

Ist nur ein Teil des Dickdarms gereizt, wird nur jener Iliopsoas-Muskel verkürzt, an den sich der Darm anschmiegt. Die alleinige Irritation des aufsteigenden Dickdarms oder des Übergangs von Dünndarm zu Dickdarm verkürzt daher den rechten Iliopsoas. Das rechte Becken kippt nach vorne, das dazugehörige Hüftgelenk wandert nach unten und schon erscheint das rechte Bein länger als das linke. Auf der linken Seite funktioniert das natürlich genauso. So eine funktionelle Beinlängendifferenz darf auf keinen Fall mit einer echten Beinlängendifferenz, bei der das Bein wirklich länger ist, verwechselt werden. Wird bei einer funktionellen Differenz irrtümlich die Schuhsohle erhöht, wird diese Beckenverwringung noch verstärkt und die Iliosakralgelenke leiden noch mehr.

Auf jeden Fall werden die Iliosakralgelenke überlastet, Knie- und Hüftgelenk des scheinbar längeren Beines und die Achillessehne des scheinbar kürzeren Beines stärker beansprucht. Auch die kompensierende Skoliose (seitliche Verkrümmung) der Wirbelsäule ist nicht immer angenehm. Wie eng die Beziehung zwischen Dickdarm und dem Iliopsoas-Muskel ist, zeigt sich immer wieder an

der gegenseitigen Beeinflussung dieser zwei ungleichen Organe. Wenn nach einer Bauchbehandlung nach F.X. Mayr der Dickdarm nicht mehr verkrampft ist,
oder spätestens nach einer erfolgreichen F.X. Mayr-Therapie der Dickdarm nicht
mehr entzündet ist, lässt sich der Iliopsoas-Muskel leichter dehnen, seine Funk-
tionalität normalisiert sich und die durch ihn ehemals verursachten Beschwerden verschwinden. Aber auch umgekehrt kann die Dehnung bzw. Dekontraktion
des Iliopsoas-Muskels sofort den Dickdarm positiv beeinflussen. Wenn also während einer F.X. Mayr-Therapie z.B. der aufsteigende Dickdarm anhaltend druck-
schmerzhaft ist, empfiehlt es sich in jedem Fall, den rechten Iliopsoas-Muskel
zu prüfen und gegebenenfalls zu dehnen und zu dekontrahieren. Als Dehnungs-
methode bewährt sich die postisometrische Relaxation und als Dekontraktions-
methode die Myoreflextherapie.

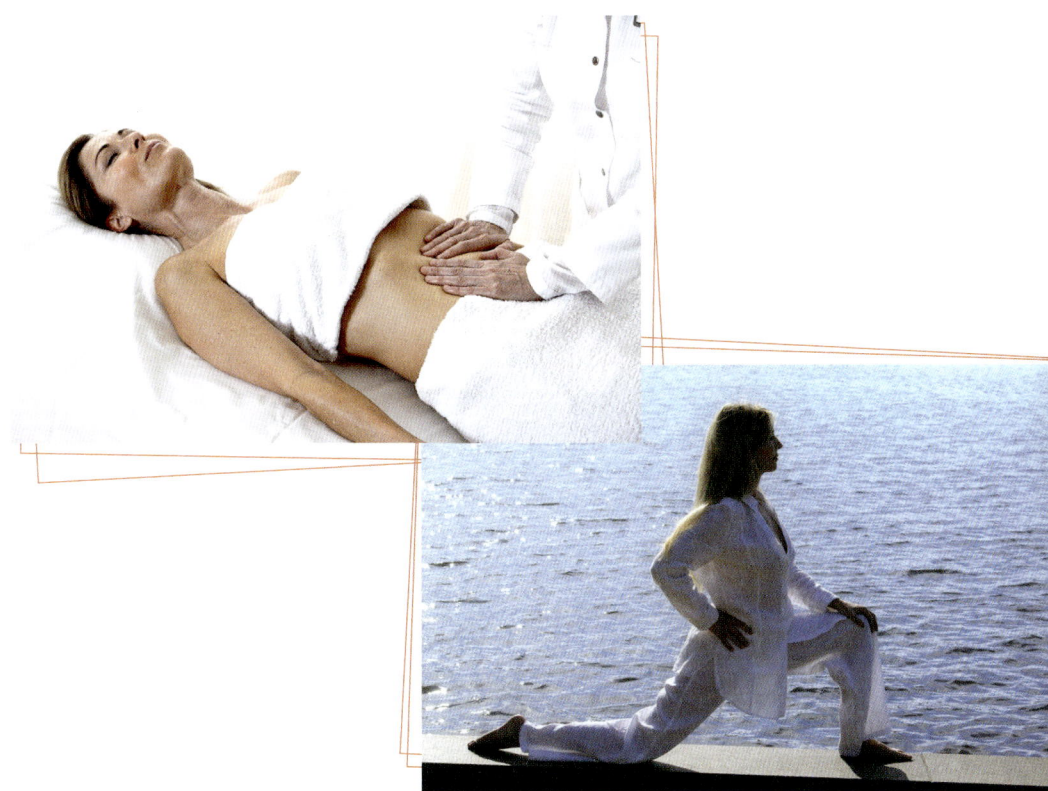

Auch die anderen Mayr'schen Körperhaltungen haben ihre fatalen Auswirkungen auf die Lendenwirbelsäule:

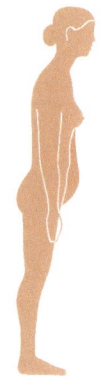

DIE ANLAUFHALTUNG

Mit ihrer verminderten bis aufgehobenen Lordose der Lendenwirbelsäule schafft sie eine hervorragende Voraussetzung für einen Bandscheibenvorfall. Der Name „Bandscheibenvorfall" ist an sich grundlegend falsch, fällt doch weder die Bandscheibe irgendwo hin noch fällt hier irgendetwas nach vorne. Der lateinische Ausdruck „Diskushernie", also „Bandscheibenbruch" trifft das Problem da schon besser. Der verstärkte Druck der Lendenwirbel auf den vorderen Teil der Bandscheiben kann diese schädigen und erleichtert das Herausrutschen des in ihr befindlichen gallertartigen Kerns, des so genannten Nucleus pulposus, nach hinten. Das größte „Glück" hat eine Patientin, wenn sie lediglich starke Schmerzen verspürt. Dann soll sie sich auf keinen Fall zu einer Operation hinreißen lassen. Diese birgt zu hohe Risiken. Wenn allerdings eine Sensibilitätsstörung besteht und an einigen Stellen des Beines nichts mehr gespürt wird, dann ist die Lage ernster. Eine Lähmung von diversen Beinmuskeln (meist kann die Betroffene nicht mehr auf der Ferse oder der Zehenspitze stehen) bedingt praktisch immer einen operativen Eingriff, zumindest einen minimalinvasiven.

Die Anlaufhaltung verlagert das Rumpfgewicht nach vorne und verstärkt all die Belastungen des Vorfußes mit den gleichen Folgen wie bei der Entenhaltung (Senk-Spreizfuß, Fersensporn und Hallux valgus).

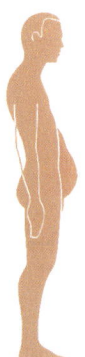

Frauen mit einer LÄSSIGEN HALTUNG haben andere Probleme.
Damit sie nicht nach hinten umfallen, müssen sie die vordere Oberschenkelmuskulatur stärker anspannen. Diese drückt dann die Kniescheibe stärker an das Kniegelenk was oft zu Knorpelschäden der Kniescheibe führt. Darüber hinaus sind diese Menschen meist eher muskelschwach und leiden unter einer instabilen Lendenwirbelsäule mit Wirbelgleiten und Beschwerden bei längerem Sitzen und Liegen. Dieses Wirbelgleiten ist ein typisches Frauenproblem, tut sich doch das dehnbare Bindegewebe schwer, die Wirbelkörper in

der richtigen Lage zu halten. Wenn die Frau in ihrer Jugend Ballett geübt hat oder gar den Ehrgeiz hatte, ihren Körper in alle möglichen Richtungen zu verbiegen, dann fällt in späteren, unsportlicheren Jahren der Bewegungsapparat geradezu auseinander. Die Wirbelsäule und Gelenke geraten aus der Balance und die Gelenksflächen stehen nicht regelrecht zueinander. Arthrosen und entsprechende Schmerzen sind die Folge.

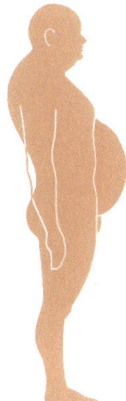

DIE GROSSTROMMELTRÄGERIN ist unter den Körperhaltungen von Frauen eher selten zu finden.

Diese Haltung ist aus genetischen und hormonellen Gründen eher eine Männerdomäne. Trinkt die Frau jedoch öfters Alkohol oder ist sie genetisch dafür determiniert, bringt auch sie eine Großtrommel zustande. Wieder muss sie sich weit nach hinten beugen, um nicht nach vorne umzufallen. Zusätzlich steht ihr Zwerchfell weit oben, ihr Schultergürtel muss angehoben werden, um der Lunge und dem Herzen Platz zu machen, und schon scheint sie keinen Hals mehr zu haben, obwohl sie genauso viele Halswirbel hat wie alle anderen Menschen.

Die visceromuskulären und viscerocutanen Reflexzonen

Diese hochtrabenden Bezeichnungen haben es in sich! Sir Henry Head und Otto Bergsmann haben entdeckt, dass innere Organe Reflexzonen auf bestimmten Hautarealen und Muskeln haben. Ist ein inneres Organ überlastet oder gestört, kann es Verquellungen und Schmerzen in den dazu gehörenden Reflexzonen verursachen. Hat der Magen ein Problem, kann die linke Schulter schmerzen. Da helfen weder Schmerzmittel noch Kortison, erst wenn der Magen wieder in Ordnung ist, wird die linke Schulter anstandslos ihren Dienst verrichten.

Ist die Leber stark gefordert oder gar krank oder hat die Gallenblase ein Problem, können sich die Nackenmuskeln verspannen oder Schmerzen zwischen den Schulterblättern quälen. Und der Darm erledigt den Rest. Er kann die gesamte Lendenwirbelsäule bis hin zum Steißbein und beidseitig den Nacken belästigen.

Zum Glück hilft uns diese Erkenntnis, die entsprechenden Beschwerden von zwei Seiten angehen zu können. Werden die Organe in ihrer Funktion gebessert

und entlastet, geht es unserer Wirbelsäule und den damit zusammenhängenden
Muskeln und Hautarealen besser. Behandeln wir diese Reflexzonen, können wir
damit die Organe positiv beeinflussen.

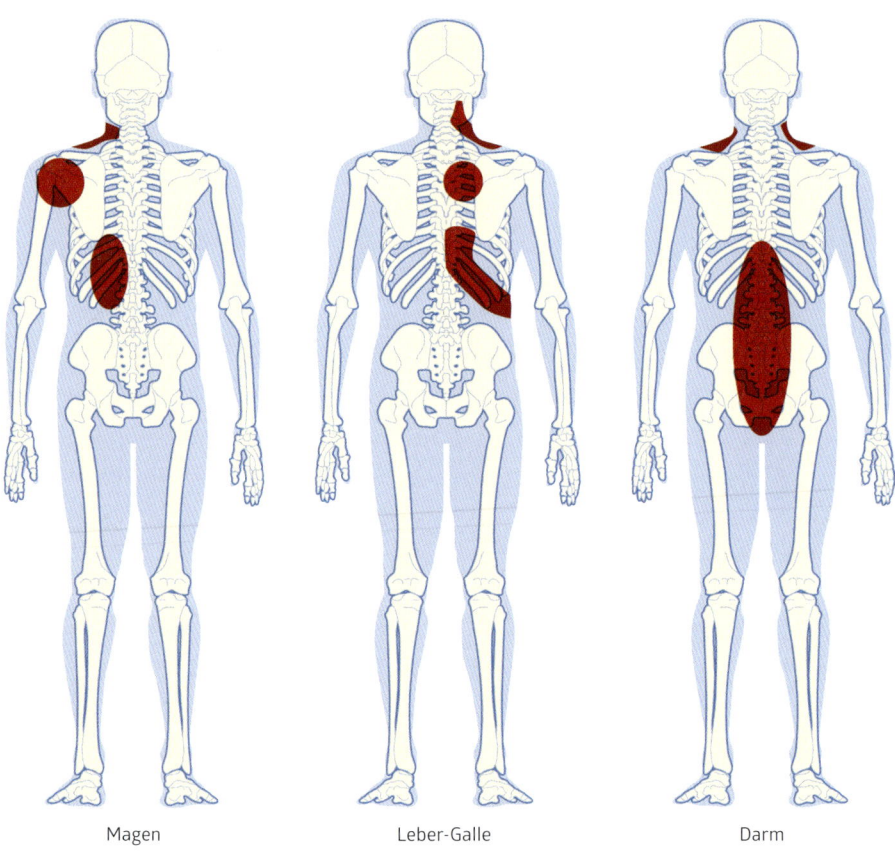

Magen   Leber-Galle   Darm

Entgiftung und Bewegungsapparat

Nicht nur die Heilung der Darmbelastung und -irritation und die Verbesserung der Körperhaltung machen die F.X. Mayr-Therapie zu einem orthopädischen Therapeutikum, sondern auch die Entgiftung des gesamten Körpers ist ein wichtiger Bestandteil für den Erfolg der Mayr-Kur bei der Therapie des Bewegungsapparates. Wenn man bedenkt, dass Gelenksknorpel und Bandscheiben im Erwachsenenalter keine Blutgefäße enthalten und somit von ihrer Umgebungsflüssigkeit ernährt werden, kommt der Verbesserung der Zusammensetzung dieser Flüssigkeit eine große Bedeutung zu. Die Abnahme der Viskosität des Blutes und somit die Verbesserung der Fließfähigkeit des Blutes und der Mikrozirkulation verbessern die Sauerstoffversorgung.

Die Entsäuerung der Gewebe verbessert die Zusammensetzung des Knorpels und verlangsamt dessen Degeneration. Aber auch durch Umwelt und intestinale Autointoxikation (im Verdauungstrakt entstandene Gifte) eingelagerte Säuren und Gifte können sich auf den Bewegungsapparat negativ auswirken. So wie das Schröpfen ein erprobtes Mittel zur Entgiftung einzelner Körperstellen über die Haut darstellt, ist die F.X. Mayr-Therapie eine Generalentschlackungsmethode über Darm, Nieren und Lunge. Durch die Verbesserung der körpereigenen Sensibilität und der Körperfunktionsregulierung wirkt die Therapie nach F.X. Mayr auf systemische wie regionale Heilungsprozesse fördernd. Besonders die Reduktion entzündlicher Prozesse unterstützt hier die Verminderung von vielen Beschwerden des Bewegungsapparates.

Einige Fallbeispiele:

1. FALL

Eine Patientin klagt nachts um 2 Uhr plötzlich über starke Schmerzen zwischen den Schulterblättern. Da es in dieser Region kaum Bandscheibenvorfälle gibt und ein Herzinfarkt unwahrscheinlich schien, wurde der Bauch nach der F.X. Mayr-Methode behandelt. Nach 10 Minuten beruhigte sich der Schmerz, nach 20 Minuten war er verschwunden. Die restliche Nacht schlief die Patientin beschwerdefrei und erholsam. Das war ein typischer Schmerz der Leber-Reflexzone zu jener Zeit, in der die Leber bei Bedarf eine Nachtschicht einlegen muss, um ihrer Entgiftungsaufgabe genügend nachkommen zu können (zwischen 1 Uhr und 3 Uhr).

2. FALL

Eine Patientin leidet regelmäßig unter Kopfschmerzen, die von der Halswirbelsäule auszugehen scheinen. Der Orthopäde diagnostiziert eine Skoliose der Wirbelsäule mit einer Beinlängendifferenz und verordnet die Erhöhung der Schuhsohlen auf der Seite des kürzeren Beines. Der orthopädische Schuster hat viel zu tun, um die Sohlen aller Schuhe der Leidenden zu verstärken. Die Kopfschmerzen sind weg. Doch jetzt schmerzt es zunehmend im Bereich der Kreuzdarmbeingelenke. Nun sucht die Patientin einen Chiropraktiker auf. Dieser stellt fest, dass die Beinlängendifferenz nicht echt ist, sondern lediglich das Becken verwrungen ist, also eine Beckenhälfte gekippt ist. Im Nu hat er diese Fehlstellung beseitigt und siehe da, alles ist bestens. Nun darf der Schuster wieder alle verdickten Schuhsohlen abschneiden. Nach einer Woche treten die Schmerzen wieder auf. Der Chiropraktiker verkauft der Patientin gleich einen Zehnerblock für seine Behandlungen. Nach der Beseitigung der Beckenfehlstellung geht es der Patientin immer hervorragend. Die Intervalle bis zum neuen Aufflackern der Schmerzen werden aber immer kürzer. Das Becken wird zunehmend instabiler, ein so genanntes Schlotterbecken entsteht. Erst als die Leidende vom F.X. Mayr-Arzt die Diagnose „Reizdarm des absteigenden Dickdarms mit Verkürzung des linken Iliopsoas-Muskels" bekommt, erscheint ein Lichtstreifen am Horizont. Nach erfolgreicher Behandlung der Darmreizung mittels einer Therapie nach F.X. Mayr und entsprechender Iliopsoas-Dehnung sind die Beschwerden ein für alle Mal beseitigt.

3. FALL

Eine ca. fünfzigjährige Patientin leidet seit Jahren unter Schulterschmerzen links. Während einer F.X. Mayr-Kur bildet sich im Bereich des Akupunkturpunktes Galle 21 im Musculus trapezius ein ca. pflaumengroßer Abszess. Dieser wird aufgeschnitten, worauf sich eine braune, faulig stinkende Flüssigkeit entleert. Die Wunde granuliert aus, heilt ab und die Schulterschmerzen treten nie wieder auf.

PSYCHE UND DARM

Wir wissen es alle: Psychische Belastungen schlagen sich gerne auf Magen und Darm. Dass Stress die Verdauung schwächt, wurde ja schon erwähnt.

Neue Forschungen haben ergeben, dass die Darmflora, also unsere 100 Billionen Darmbakterien, unsere Stimmung beeinflussen können. Es gelangen mehr Nervenimpulse vom Darm zum Gehirn als umgekehrt. Ist unser Verdauungssystem beleidigt, sind wir es auch öfter. Arbeitet die Leber auf Hochtouren, kann unser Aggressionspotenzial steigen. Produziert unser Darm Gifte, schwächeln wir. Da psychische Aktivitäten viel Energie verbrauchen, können wir sie dann nicht mehr so gut steuern und ausbalancieren. Wann fühlen wir uns psychisch rundum wohl? Wenn wir alles im Griff haben, genügend Kreativität für Problemlösungen aufbringen, die Relativierung der Wichtigkeiten meistern, Toleranz üben können und keine Ängste haben müssen.

Der Darm produziert aus Tryptophan Serotonin. Ist er in seiner Funktion gestört, gelingt ihm das nicht mehr ausreichend. Und schon fehlt uns jene Nervenüberträgersubstanz, die uns gegen Depressionen schützt. Da aus Serotonin Melatonin produziert wird, schlafen wir schlecht und leiden den ganzen Tag an Übermüdung mit entsprechendem Frustrationspotenzial. Die gleiche Problematik ergibt sich, wenn wir chronische Entzündungen in uns beherbergen. Dann wird Tryptophan nicht in Serotonin sondern in Kynurenin umgewandelt, eine Substanz, die Zelltod und Degeneration bewirkt.

Eine Fruktoseintoleranz hat ähnliche Wirkung. Fruchtzucker verbinden sich dann im Darm mit Tryptophan, dieses steht nicht mehr zur Weiterverarbeitung zur Verfügung und schon fehlen uns wieder Serotonin und Melatonin mit all ihren Auswirkungen.

Die vorher beschriebenen Körperhaltungen können ebenfalls unsere Psyche beeinflussen. Wie vom Darm werden auch von den Muskeln mehr Nerveninformationen an das Gehirn geschickt als umgekehrt. Schleichen wir nun in der Anlaufhaltung oder lässigen Haltung durch unseren Alltag, bekommt das Gehirn die Information, dass seine Besitzerin eigentlich depressiv sein muss, um diese Körperhaltung einzunehmen. Irgendwann glaubt das das Gehirn und schon ist die scheinbar unerklärliche Depression da. Nachdem sich die Frustrierte wieder aufgerichtet hat und aufrecht durchs Leben schreitet, hellt sich automatisch ihr Gemütszustand auf, ohne dass sich ihr Umfeld geändert hat.

SCHÖNHEIT IST AUSDRUCK VON GESUNDHEIT

Schönheit ist letztlich unser aller Wunsch. Dieses unbescheidene Begehren rührt von einem ganz archaischen, evolutionären Gesetz her. Schönheit ist eigentlich der Ausdruck von Gesundheit. Gesunde Menschen leben unbeschwerter, lieben ihr Leben und auch sich selbst mehr. Sie sind sportlicher, beweglicher, ausgeglichener und haben meist auch eine schönere Haut. All das verleiht Schönheit. Aber warum empfinden wir das als schön? In der evolutionär gesteuerten Natur wird darauf geachtet, dass sich möglichst gesunde Gene vermehren. Dieses Anliegen wird dadurch unterstützt, dass uns Menschen Gesundheit als schön erscheint und somit die Paarungsbereitschaft mit gesunden Zeitgenossen erhöht wird. Schönheit ist von keinem Computer messbar und erkennbar. Schönheit wird mit allen bewussten und unbewussten Sinnen wahrgenommen. Der wichtigste Parameter ist zweifelsohne die Ausstrahlung, das Charisma. Trotzdem gibt es auch deutlich sichtbare Elemente. Hierzu gehört eindeutig die Haut.

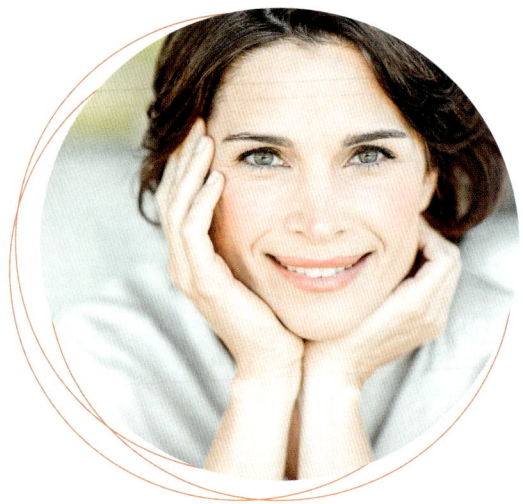

Die Haut ist nicht nur der Spiegel der Seele

Wir alle wissen, dass unsere Haut auf Stress, Kummer, Ängste und Depression reagieren kann. Sie wird aber oft auch als Notventil zur Entgiftung des Körpers missbraucht. Dann entzünden sich die Schweiß- und Talgdrüsen, ein Phänomen, welches hinlänglich als Akne bekannt ist. Testosteron unterstützt diese Entzündungen. Dadurch leiden Jugendliche während der Pubertät besonders häufig unter Akne. Doch mit dem Ende der Pubertät endet leider oft nicht automatisch auch die Akne. Ist der Schweiß übersäuert, werden Körpergifte über die Hautdrüsen ausgeschieden und es wachsen wieder diese hässlichen Pickel.

In Hautfalten unter den Brüsten oder im Bauchbereich und im Schritt und den Achselhöhlen entstehen gerne Hautrötungen und im Extremfall sogar Hautrisse, sogenannte Rhagaden. Hier kann der saure Schweiß länger einwirken und die Haut entzünden. Auf diesen irritierten Arealen siedeln sich dann gerne Pilze an und schon leiden wir unter einem Hautpilz. Die Bekämpfung des Pilzes alleine reicht hier nicht aus.

Die Entsäuerung des Schweißes, die Eindämmung übermäßigen Schwitzens und die Faltenreduktion durch Gewichtsabnahme bekämpfen diese Hautentzündungen.

Durch die allgemeine Entzündungsreduktion im Körper wirkt die F.X. Mayr-Therapie auch gut bei Neurodermitis und Psoriasis. Immer empfiehlt sich die Substitution mit Basen, Zink und Biotin.

Ein typisches Frauenleiden ist die Cellulite.

Das Marketing der Kosmetikindustrie ist hier sehr erfinderisch und oft geradezu frech, wird doch behauptet, dass Cellulite alleine mit Salben beseitigt werden könne. So einfach geht das leider nicht. Die Ursache für Cellulite liegt in ungleichmäßigen Fettablagerungen zwischen den Bindegewebssträngen der Unterhaut. Das weibliche Sexualhormon Östrogen fördert diese Entwicklung. Wenn dann noch Übersäuerung und Lymphstau dazu kommen, bildet sich die Orangenhaut.

Die Straffung des Bindegewebes, Entsäuerung des Körpers und Anregung des Lymphflusses sind jene Mechanismen, mit denen die F.X. Mayr-Therapie gegen Cellulite helfen kann.

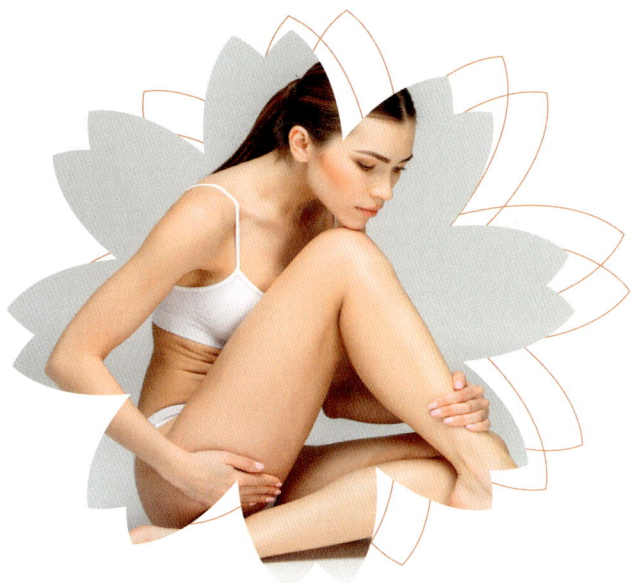

Anti-Aging, der älteste Traum der Menschen

Anti-Aging ist das Zauberwort für alle, die schön und gesund bleiben wollen. Neue Forschungen haben nun gezeigt, wie echtes Anti-Aging funktioniert. Dabei spielt die Selbsterneuerung des Gewebes und damit der Zellen eine entscheidende Rolle. Jede Zelle enthält eine Menge an Organellen, die die Zellfunktionen aufrechterhalten. Die Mitochondrien sind die Kraftwerke, in denen aus Sauerstoff und Nährstoffen Energie erzeugt wird. Gealterte Mitochondrien leisten nicht mehr so viel und produzieren vermehrt freie Sauerstoffradikale. Man kann das mit einem alten, schlecht gewarteten Motor vergleichen, der mehr Treibstoff verbraucht und vermehrt Abgase bildet. Die Mitochondrien können jedoch regeneriert werden, indem man ihnen die nötigen Mikronährstoffe zuführt und durch vorübergehenden genau gesteuerten Sauerstoffmangel alte Mitochondrien beseitigt. Die nötigen B-Vitamine werden im letzten Teil des Dünndarms aufgenommen. Gerade dieser Darmabschnitt leidet oft unter Irritationen, da der Übergang zwischen Dünndarm und Dickdarm bei Blähungen und einem erschlafften Darm nicht mehr dicht abschließt und Stuhl aus dem Dickdarm in den Dünndarm zurückfließen kann. Manchmal ist dieses Phänomen der offenen Ileocoekalklappe mit Schmerzen in der rechten Schulter verknüpft. Alleine die Regeneration dieses Darmabschnittes hilft bereits den Mitochondrien, mehr Energie zu erzeugen. Diese sorgen für mehr Energie, bessere Organfunktion, bessere Selbstheilungskraft, langsamere Alterung.

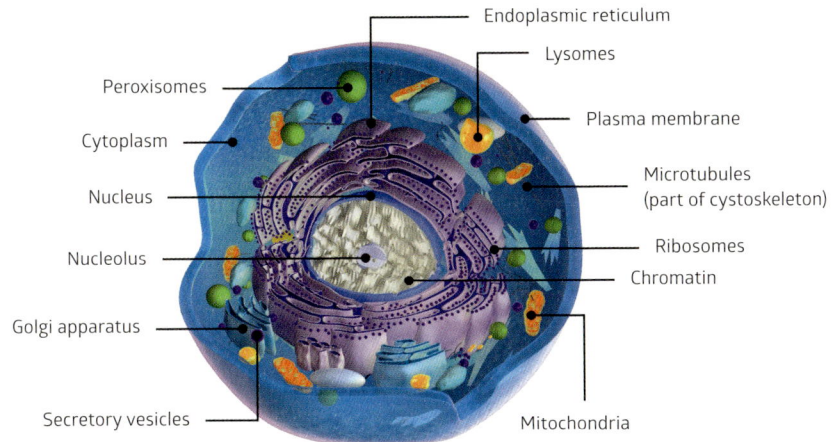

Es gibt noch viele andere Gebilde und Ablagerungen in den Zellen, die regelmäßig erneuert werden müssen. Heute wissen wir, dass eine vorübergehende Reduktion der zugeführten Kalorien, also eine Art Fasten, die Selbstverdauung der schadhaften Zellstrukturen fördert. Diese Autophagie (Selbstverdauung) ist eine der Erklärungen für die heilsame und verjüngende Wirkung des Fastens. Für die Erforschung der Autophagie erhielt Prof. Yoshinori Ohsumi 2016 den Nobelpreis für Medizin!

Wenn mindestens 14 Stunden nichts gegessen wird, werden so genannte Sirtuine gebildet. Diese Stoffe schalten die „Alterungsgene" ab. Das sind jene Gene, die die Zellteilung beschleunigen. Da sich jede Zelle nur eine gewisse Anzahl oft teilen kann, lebt sie länger, wenn sie sich seltener teilt. Und wir leben dann auch länger. Nützliche Zusatzstoffe für die Arbeit der Sirtuine sind Zink und Resveratrol. Zink befindet sich viel in Austern und Hülsenfrüchten, Resveratrol zum Glück im Rotwein – einem lustvollen Gourmetleben steht also nichts im Wege.

Dr. Franz Xaver Mayr hat sogar ein eigenes Buch über die Schönheit geschrieben. Schon Anfang des 20. Jahrhunderts wurde also Schönheit und Gesundheit gleichgesetzt und hatte Dr. Mayr große Erfolge mit der Verschönerung seiner Patienten und Patientinnen.

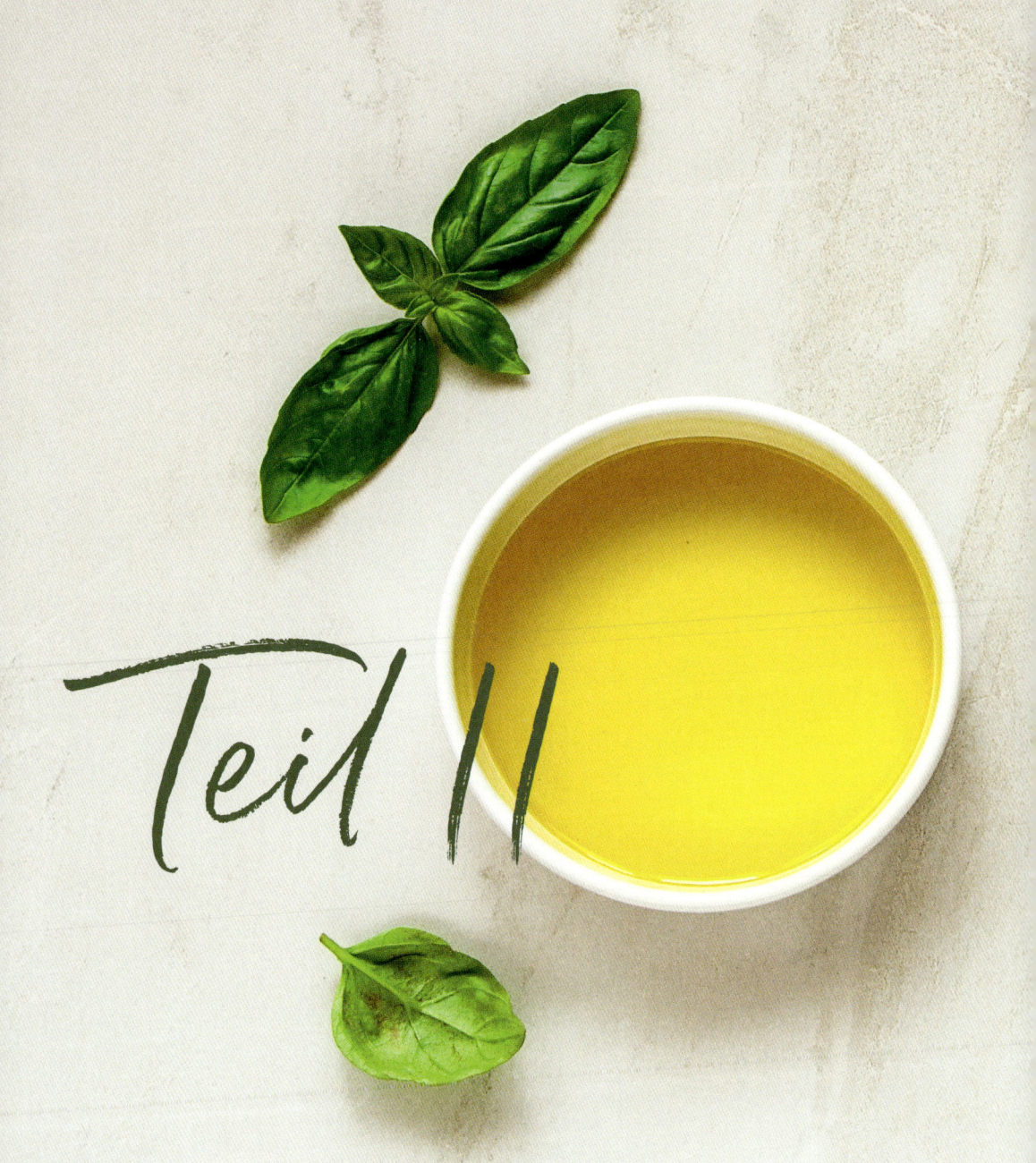

Teil II

Die

F.X. Mayr-

Medizin

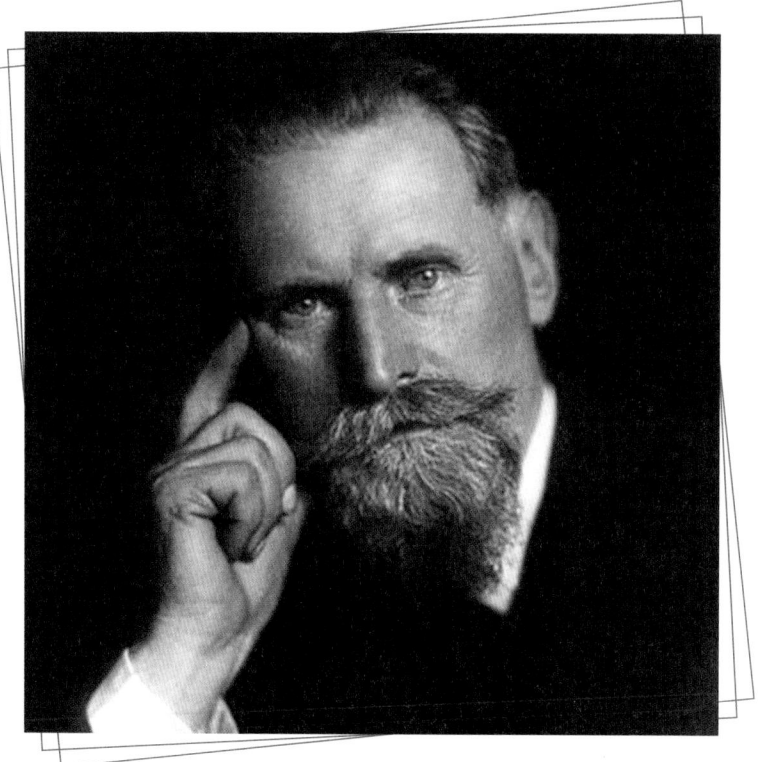

DIE F.X. MAYR-MEDIZIN

Wer war Dr. Franz Xaver Mayr?

Franz Xaver Mayr wurde 1875 in Österreich, im steirischen Ennstal, geboren. Seine Familie lebte seit Jahrhunderten als Bauern in Gröbming, wo er in intensivem Kontakt mit der Natur aufwuchs. Schon als Kind hütete er das Vieh auf der Alm. Mit elf Jahren musste er Vieh einkaufen, wobei er begann, seinen kritischen Blick zur Beurteilung des Gesundheitszustandes zu schärfen.

Während des Medizinstudiums an der Universität in Graz war er Ferialprakti-kant im Prießnitz'schen Kurhaus und musste dort die Bäuche darmkranker und obstipierter Patienten behandeln. Dabei fiel ihm auf, dass auf der Universität keine Kriterien für das Erkennen eines gesunden Bauches vermittelt wurden, ja dass sogar ganz Grundsätzliches zur Diagnostik der Bauchorgane fehlte. Da er bald den Dünndarm als das zentrale Organ für die Verdauungsaufgaben erkannte, erschien es ihm wichtig, einen gesunden Dünndarm von einem kranken unterscheiden zu können. Denn wenn die Diagnostik fehlt, kann nicht verantwortungsvoll behandelt werden.

Also begann F.X. Mayr, an kritische Beobachtung gewöhnt, selber mit der Erforschung des Verdauungstraktes – eine Aufgabe, die er mit großer Akribie und Hingabe bis zu seinem Tod im 90. Lebensjahr verfolgte.

Nach seiner Promotion startete sein großes Forschungsprojekt: Er ging von der Annahme aus, dass keiner seiner Patienten, auch nicht die „bauchbeschwerdefreien", einen wirklich gesunden, sich selber gründlich reinigenden Darm hätte und behandelte alle Patienten und Patientinnen konsequent so, als wären sie verdauungskrank: Sie erhielten eine Darm-Schonkost, Darmsäuberung durch salinisches Wasser und eine manuelle Darmanregung. Begleitend führte er über Jahrzehnte systematisch vergleichende Messungen des Bauches und Körpers durch. Seine Hände dienten ihm dabei als Messgerät.

Dabei erfasste er die Regelhaftigkeit von Unterschieden der Bäuche und die allen gemeinsame Verbesserung unter der Therapie. Im Laufe der Zeit entdeckte er auch die Auswirkungen des Darmes auf die Körperhaltung ebenso wie auf die Haut.

Bei der Diagnose begann er sich am Zustand der Idealgesundheit zu orientieren, er fand „Zeichen der Gesundheit" und definierte sie als Optimalform. Damit entwickelte er systematisch die reproduzierbaren Kriterien der Diagnostik nach F.X. Mayr.

DIAGNOSTIK NACH F.X. MAYR UND IHRE ERWEITERUNG FÜR DIE FRAU

Die sensible Diagnostik nach F.X. Mayr macht einen der größten Unterschiede zu anderen diätetischen und fastentherapeutischen Methoden aus. Sie ermöglicht mittels der fünf Sinne des Arztes Abweichungen vom idealen Gesundheitszustand schon lange vor Ausbruch einer manifesten Erkrankung zu erkennen. Durch diese schnelle und dennoch ausführliche Diagnostik kann die Therapie sehr indivi-duell angepasst und gesteuert werden. Der Arzt „begreift" seine Patientin auch im wahrsten Sinne des Wortes. Die Anamnese alleine ist für eine gewissenhafte Beratung und Therapie nicht ausreichend. Die F.X. Mayr-Medizin ist eine ganz-heitliche Methode. Und dazu gehört die Berücksichtigung des gesamten Körpers mit all seinen Symptomen und Gegebenheiten, die psychische Situation und die konstitutionelle Typologie. Im Rahmen der regelmäßig durchgeführten ärztli-chen, manuellen Bauchbehandlungen können mittels der integrierten Diagnostik der Therapieverlauf genau beobachtet und eventuell vorteilhafte Korrekturen der Diät und der Behandlungen angebracht werden.

Körperhaltungen nach F.X. Mayr

Die aufrechte, im Lot befindliche Körperhaltung ist für unser Wohlbefinden eine wesentliche Voraussetzung. Stimmt die Körperhaltung, verläuft das Lot vom äu-ßeren Gehörgang über das Schultergelenk und Hüftgelenk zum Sprunggelenk. Ist diese Balance nicht gegeben, werden verschiedene Muskeln zu viel, andere zu wenig und diverse Gelenke falsch belastet.

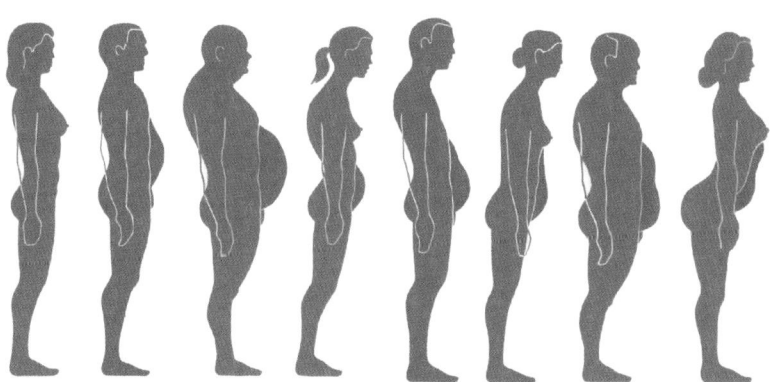

Die verschiedenen Haltungsformen werden primär durch drei Ursachen hervorgerufen:

1. Alle Körperhaltungen schaffen auf verschiedene Art mehr Platz für einen irritierten Darm und für ein durch Lymphstau im Mesenterium (dem Aufhängeapparat des Darms) hervorgerufenes so genanntes Radixödem. Sie tragen auch zur Schonung diverser Organe bei wie z. B. der inneren Genitalien der Frau.
2. Muskelverkürzungen (besonders der Iliopsoas-Muskeln) und Schwächen bzw. Gewebserschlaffungen verursachen gerne die schwachen Haltungen.
3. Selbstverständlich ist auch die Körperhaltung Ausdruck der Persönlichkeit und in gegenseitiger Beeinflussung abhängig von der psychischen Situation.

Alle diese Haltungsänderungen verursachen Störungen und Fehlbelastungen im Bewegungsapparat, welche sogar Wegbereiter für die bereits beschriebenen Beschwerden sein können.

NORMALE HALTUNG
Das Lot schneidet den äußeren Gehörgang, das Hüftgelenk, das Kniegelenk und das Sprunggelenk. Die Verlängerung des Brustbeins nach unten trifft das Schambein.

DIE „HABT ACHT HALTUNG"
Sie betrifft meist kleinere, eifrige Menschen und geht oft mit einem Gasbauch einher. Diese Haltung ist mit einem generell erhöhten Muskeltonus verbunden.

DIE „GROSSTROMMELTRÄGER"
Man muss keine Trommel umhängen, um eine zu tragen. Man kann sie sich auch anessen. Großtrommelträgerinnen sind eher selten, da die weibliche Fettverteilung sich eher auf die Hüftregion konzentriert. Frauen mit dem Fett-Schwerpunkt im Bauchbereich trinken entweder zu viel Alkohol oder sind genetisch dazu verdammt. Schließlich verhilft die hormonelle Umstellung nach der Menopause zu einer Umverteilung des Fettes in Richtung Bauch. Im Alter passt sich die Frau wieder mehr den Männern an und den Männern wachsen Brüste. Leider ist das Bauchfett wesentlich gefährlicher als das „Hüftgold". Es produziert Entzündungsmediatoren, begünstigt Diabetes mellitus, Gefäßverkalkung, Herzinfarkt, Blut-

hochdruck und Hirnschlag. Es bildet Aromatase, ein Enzym, welches Testosteron in das weibliche Östrogen umwandelt. Das scheint bei einer Frau ja eigentlich kein Problem zu sein. Dadurch sinkt aber ihre Libido und allgemeine Antriebskraft und das Brustkrebsrisiko wird erhöht. Zusätzlich macht das Bauchfett noch folgende Beschwerden: Kurzatmigkeit, Nackenverspannung, Herzbeschwerden, vermehrtes Schwitzen, Schnarchen bis zur Schlafapnoe und die beschriebenen orthopädischen Leiden.

DIE „LÄSSIGE HALTUNG"

Diese Menschen mit generell schwacher Körperhaltung und Neigung zur Gewebsdystrophie haben oft folgende Symptome: Stuhlverstopfung, Trockenheit der Haut und Schleimhäute, Drüsenschwäche mit Verdauungsschwäche, Kältegefühl, Magenbeschwerden, instabile Gelenke und Wirbelsäule mit Neigung zu Kreuzschmerzen, nervöse Schlafstörung, Gleichmut bis hin zur Depression.

Nach der F.X. Mayr-Therapie wird hier im Becken mehr Platz für den erschlafften Darm geschaffen.

DIE „ANLAUFHALTUNG"

Durch Aufhebung der Lendenlordose wird im Bereich der Wirbelsäule mehr Platz für den Verdauungstrakt geschaffen. Meist ist die Rückenmuskulatur schwach und die Bauchmuskulatur verkürzt. Die Symptome dieses Typs sind wieder ähnlich der lässigen Haltung. Orthopädisch besteht eher die Gefahr eines Bandscheibenvorfalls. Gerade Frauen mit sitzendem Beruf oder Zahnärztinnen und Friseusen können in diese Fehlhaltung hineinschlittern. Psychisch ist diese Haltung gerne mit einer gewissen Untertänigkeit verbunden. Nur alles richtig machen, niemals anecken, lieber nachgeben, immer zu Diensten sein, sind die Devisen. Natürlich kann auch eine Depression dahinterstecken.

DIE „ENTENHALTUNG"

Sie ist wieder eine muskelstarke Haltung. Wie schon erwähnt, ist sie bei Frauen häufiger zu sehen, da sie die inneren Genitalien wie Gebärmutter und Eierstöcke vor dem eventuell zu tief liegenden Dünndarm schützt. So sexy diese Haltung aussehen mag, so sehr begünstigt sie Hüftarthrosen und eine Verschiebung der Wirbelkörper mit den dazu gehörenden Kreuzschmerzen. Im Extremfall können die Dornfortsätze der Wirbel aneinander reiben. Dieses so genannte Baastrup-Phänomen schmerzt außerordentlich.

Die Bauchformen nach F.X. Mayr

Die Bauchform wird im Wesentlichen geprägt durch den Dünndarm. Je nach Zustand des Verdauungstraktes und Tonus des Darmes ergeben sich sodann die verschiedenen Bauchformen:

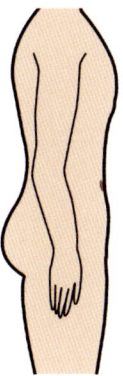 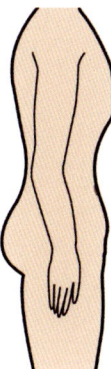 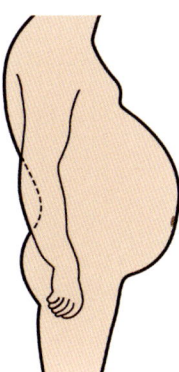 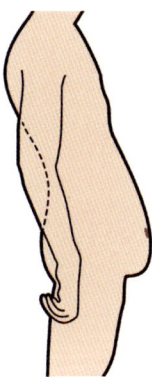

Normalbauch   entzündlicher Kahnbauch   Gasbauch   schlaffer Kotbauch

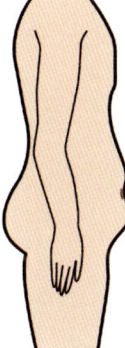 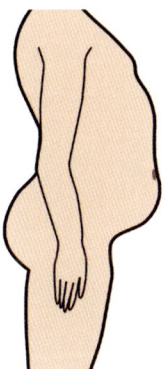 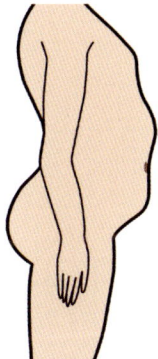

entzündlicher Kotbauch   schlaffer Gas-Kotbauch   entzündlicher Gas-Kotbauch

NORMALER BAUCH

Charakteristisch ist die U-Delle, die den darunter liegenden Dünndarm begrenzt und dessen Spannkraft demonstriert. Diese U-Delle sollte im Idealfall nicht unterhalb der Verbindungslinie zwischen den vorderen oberen Darmbeinstacheln liegen. Der Rippenbogenwinkel soll nicht größer als 40 Grad sein. Das Zwerchfell soll sich auf der Höhe des Xiphoids befinden (also am oberen Ende des Rippenbogenwinkels).

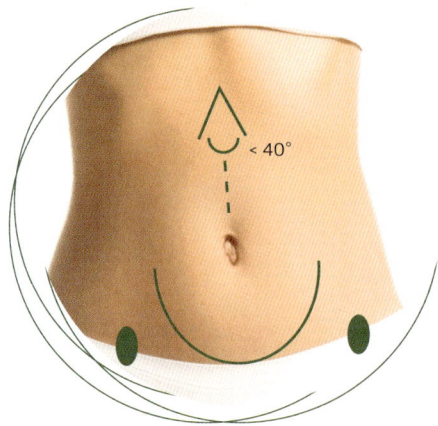

KAHNBAUCH

Er ist als Ausdruck einer Entzündung bzw. erhöhten Spannung im Darm eingezogen. Hier findet sich oft eine Darmentzündung oder eine ganz frische Vergiftung durch Gärung oder Fäulnis oder Lebensmittelgifte. Gestresste unterernährte Models neigen zu dieser Bauchform.

GASBAUCH

Er hat seinen maximalen Umfang im oberen Bereich. Hier findet sich schon bei Normalgewicht ein Zwerchfellhochstand.

EIFÖRMIGER GASBAUCH

Wenn die Blähungen sehr stark sind, ist die Luft im gesamten Bauch verteilt. Dieser Bauch findet sich bei Frauen, die darüber klagen, dass sie sofort nach dem Essen merklich dicker sind oder trotz Idealgewicht einen zu dicken Bauch haben.

ENTZÜNDLICHER KOTBAUCH

Typisch ist hier die Spitze im Bereich des Nabels. Hier ist der Darm noch zur Gegenwehr gegen seine Reizung durch Gärungs- und Fäulnisgifte fähig. Die Symptome können eine spastische Stuhlverstopfung oder Durchfall sein. Dieser Bauch reagiert auf Druck und Klopfen mit Schmerzen. Seine Besitzerin möchte ständig den Hosenbund erweitern.

SCHLAFFER KOTBAUCH

Hier ist der Darm durch schon länger bestehende Überlastung bereits erschlafft und funktionseingeschränkt. Meist zeigt sich das in Form von Stuhlverstopfung. Schmerzhaft ist der Darm hier nicht mehr, da er schlaff und entspannt im Bauch herumliegt. Allerdings drückt er auf die Blase und die Genitalien und begünstigt Harninkontinenz und Regelschmerzen. Im Extremfall kann er den Lymphfluss und venösen Rückfluss aus den Beinen behindern und damit die Bildung von Unterschenkelödemen und Krampfadern unterstützen.

FETTBAUCH

Ohne Vergrößerung der Darmschlingen kommt es selten zu wesentlicher Veränderung der Bauchform. Fettansammlungen in der Bauchdecke verursachen jedoch eine dicke abhebbare Falte bzw. Bauchschürze. Die Haut unter dieser Fettfalte leidet unter dem Schweiß, der hier nicht verdunsten kann und entzündet sich leicht. Im Extremfall kann sie sogar offene Stellen aufweisen. Hier empfiehlt sich Wundpuder als Erste-Hilfe-Maßnahme. Die entzündungsbedingte Funktionseinschränkung der Haut und das feuchte warme Klima in der Fettfalte begünstigen Pilzinfektionen. Langfristig soll natürlich das Fett verbrannt werden.

Diese Bauchform ist die einzige, bei der sich eine Fettschürzenplastik rentieren kann. Der plastische Chirurg schneidet diese Falte einfach weg. Diese Operation ist jedoch brutaler als man sich das so im Allgemeinen vorstellt. Zuerst muss die Haut des gesamten Bauches von der Bauchmuskulatur abgelöst werden. Dann wird der Nabel ausgeschnitten. Nachdem die Fettfalte samt der dazu gehörenden Haut weggeschnitten wurde, wird die übrige Bauchhaut nach unten gezogen, in der neuen Nabelregion ein Loch geschnitten, der Nabel an seiner neuen Stelle eingenäht und schließlich die Haut an der unteren Wundkante angenäht. Die Narbe erstreckt sich dabei über die gesamte Bauchbreite bis zum Beckenkamm. Wer

jetzt glaubt, dass damit ein für alle Mal das Fettproblem beseitig wäre, irrt gewal-
tig. Mit genügend Nahrungszufuhr und Bewegungsmangel wächst der Bauch wieder zu alter Größe heran. Eine neuerliche Operation ist wegen der Verwachsungen
dann viel schwieriger.

Weitere Untersuchungen durch den Mayr-Arzt

HALS-MASSE

Hier wird die vordere und hintere Länge des Halses gemessen. Ist die Länge vorne
und hinten unterschiedlich, deutet das auf eine Fehlhaltung der Halswirbelsäule
hin, die oft mit einer allgemeinen Fehlhaltung, Zwerchfellhochstand oder einer
muskulären Dysbalance zusammenhängt.

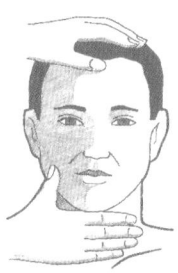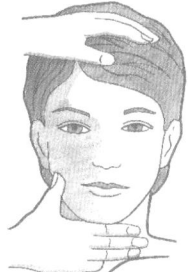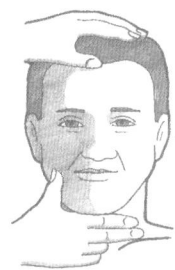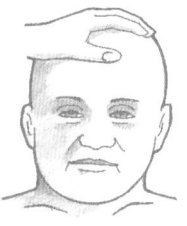

SCHULTERHOCHSTAND

Die Ursachen für Schulterhöhendifferenzen sind vielfältig. Beinlängendifferenz
und Skoliose sind die allgemein geläufigen Erklärungen. Viel häufiger ist jedoch
der Verdauungstrakt an dieser Fehlhaltung schuld. Ein Schulterhochstand rechts
deutet primär auf eine Lebervergrößerung hin. Diese benötigt mehr Platz, das
rechte Zwerchfell bleibt höher gestellt und kompensatorisch wird die rechte
Schulter angehoben. Ein Schulterhochstand links deutet auf häufige Blähungen
hin. Die Gase sammeln sich vor allem im absteigenden Dickdarm, der sich in der
linken Bauchhälfte befindet. Wegen dieser Irritation wird das linke Zwerchfell
hoch gestellt. Um genügend Platz für Herz und Lunge zu schaffen, wird kompensatorisch die linke Schulter höher gehalten.

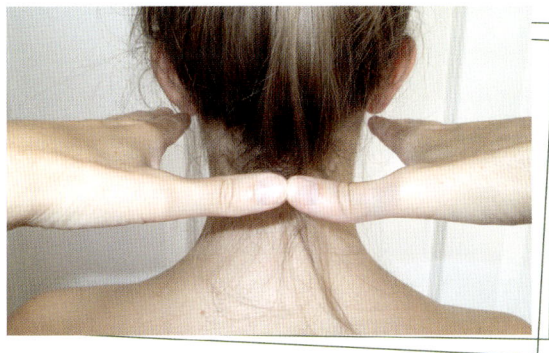

Schulterhochstand links

SCHULTERBLATTABSTAND

Bei einem Zwerchfellhochstand muss der Brustkorb erweitert werden. Dadurch wandern die Schulterblätter auseinander. Natürlich spielen hier auch unsere Schreibtisch-Haltung und verkürzte Brustmuskeln eine Rolle.

Im Grunde genommen hängen erhöhter Schulterblattabstand, Zwerchfellhochstand, Schulterhochstand und erweiterter Rippenbogenwinkel eng zusammen, was eine ganze Reihe von Fehlhaltungen und Muskelverspannungen nach sich zieht.

DIE ZWERCHFELLHÖHE

gibt Auskunft, wie weit der Brustraum durch einen Zwerchfellhochstand bereits eingeengt ist. Wenn der Darm irritiert oder überfüllt ist, muss im Bauchraum mehr Platz für ihn geschaffen werden. Das kann u.a. mittels der Hochstellung des Zwerchfells bewerkstelligt werden. Kurzatmigkeit und Nackenverspannung sind die Folge. Da diese Zwerchfellhochstellung durch die Weitstellung des Brustkorbs hervorgerufen wird, ergibt ein hochstehendes Zwerchfell meist auch einen vergrößerten Rippenbogenwinkel.

RIPPENBOGENWINKEL

Eigentlich sollte er nicht größer als 30° bis 40° Grad sein. Viele Menschen plagen sich jedoch mit einem Winkel von 60° bis 90° und im Extremfall kann er sogar 160° ausmachen. Da diese Weitstellung des Brustkorbs von den Brustkorbmuskeln bewerkstelligt wird, sind diese entsprechend verspannt, schmerzen gerne und behindern die Atmung.

Schon nach 10 Minuten Bauchbehandlung nach F.X. Mayr kann eine eindrucksvolle Verkleinerung des Rippenbogenwinkels beobachtet werden.

LEBERGRÖSSE

Die Leber kann im Bereich des rechten Rippenbogens ertastet werden. Eine vergrößerte Leber muss nicht immer mit Alkoholkonsum zusammenhängen. Es genügt der Genuss vieler Tassen Kaffee, die Einnahme eines die Leber schädigenden Medikaments (z. B. gegen Nagelpilz) oder eine Lebensmittelvergiftung. Letztere kann sogar in der weiteren Vergangenheit vorgefallen sein und immer noch die Leber vergrößern. Ein erhöhter Insulinspiegel durch zu viel Süßigkeiten kann ebenfalls die Leber im Sinne einer Verfettung vergrößern. Natürlich muss man bei einer vergrößerten Leber auch an eine vormalige oder versteckte akute Hepatitis und andere Erkrankungen denken.

BAUCH-ABTASTUNG UND SUCCUSSIONEN

Das Beklopfen und Befühlen der Bauchdecke bringt uns eine gute Orientierungshilfe durch die unterschiedlichen Klangformen und die Abwehrreaktion auf Schmerz oder Entzündung. Hiermit können der Grad der Entzündung von Magen und Darm, diverse Verkrampfungen dieser Organe, der Füllungszustand des Dickdarms und Blähungen ertastet werden. Aber auch eine Erkrankung der Eierstöcke, der Gebärmutter, der Harnblase und der Leber können damit entdeckt werden.

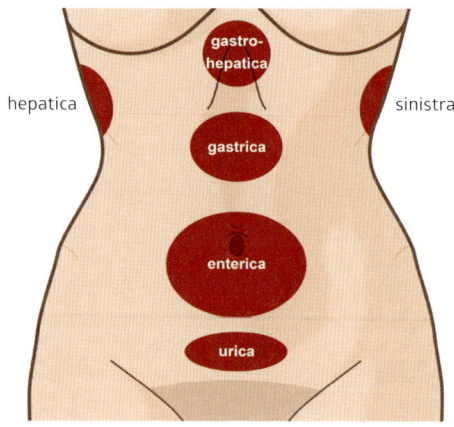

Succussionen

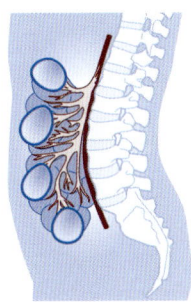

normales Mesenterium

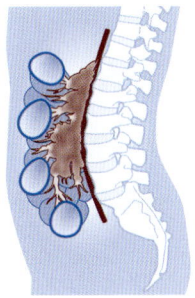

Mesenterium mit Lymphstau
(Radixödem)

RADIXÖDEM

Bei chronischen Reizungszuständen bildet sich durch die Ansammlung von Fehlverdauungsgiften ein Lymphstau im Mesenterium, dem Aufhängeapparat des Dünndarms. Diese Schwellung der Mesenterialwurzel erfordert Platz und kann den Darm nach unten und nach der Seite verdrängen. Sie befindet sich im Bereich um den Nabel, ist meist gut tastbar als festes Paket, welches den Puls der Bauchschlagader weiterleitet und auf Druck schmerzt. Allerdings muss darauf geachtet werden, dass es sich bei diesem pulsierenden „Knödel" im Bauch nicht um eine Ausweitung der Bauchschlagader, Zysten der Eierstöcke oder ein großes Myom der Gebärmutter handelt. Im Zweifelsfall bringt hier eine Ultraschalluntersuchung Klarheit. Eigentlich kann man nicht zu oft eine Ultraschalluntersuchung des Bauchraumes machen. Sie belastet den Körper in keiner Weise und deckt geheime krankhafte Entwicklungen im Körper auf.

ZÖKUM

Das Zökum nimmt eine Sonderstellung ein. Dieser Übergang vom Dünndarm in den Dickdarm wird durch ein Rückschlagventil, die Ileocoecalklappe, abgedichtet, damit kein Stuhl aus dem Dickdarm in den Dünndarm zurückrinnen kann. Die Ileocoecalklappe stellt eine natürliche Engstelle dar, an der sich ein aggressiver Gärungs- oder Fäulnisstuhl stauen kann. Blähungen und ein verminderter Tonus lassen dieses Rückschlagventil nicht mehr dicht schließen. In beiden Fällen werden das Zökum und das letzte Stück des Dünndarms gereizt.

Ein Ileocoecalklappensyndrom mit Schmerzen im rechten Unterbauch ist entsprechend häufig zu finden. Schließlich sind 70 % der operierten Blinddärme (es wird genau genommen nur der Wurmfortsatz des Zökums herausgeschnitten) nicht entzündet und tragen dann die fragwürdige Diagnose „subakute Appendizitis", auf Deutsch: „Es war nix."

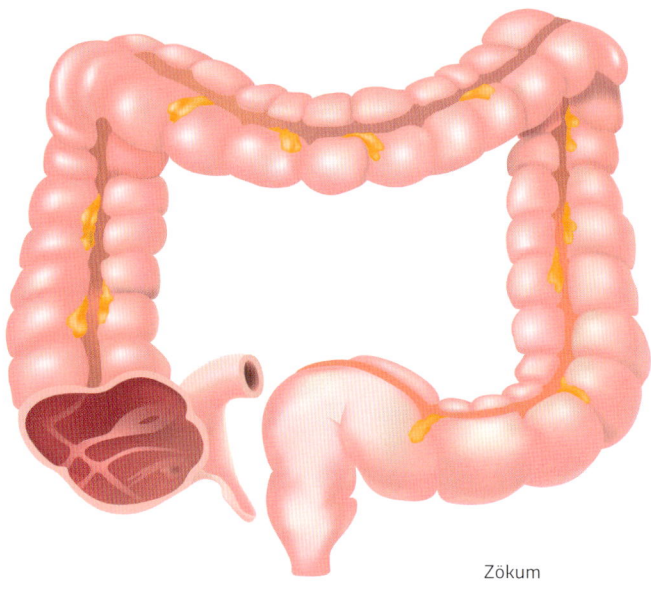

Zökum

Während einer F.X. Mayr-Therapie ist oft relativ lange ein Druckschmerz über dem Zökum auslösbar, der mit der ärztlichen Bauchbehandlung deutlich gelindert werden kann. Allerdings darf hier nicht eine Eierstockentzündung oder Blinddarmentzündung übersehen werden.

DICKDARM

Ein gesunder Dickdarm ist weich, aber trotzdem gut tastbar und umgreifbar. Ein verkrampfter Dickdarm zeigt die typische Walzenform, wie sie auch bei Morbus Crohn (eine chronisch entzündliche Darmerkrankung) tastbar ist. Die begleitende leichte Irritation um den Dickdarm herum macht auch die Umgebung härter, womit eine Umgreifbarkeit nicht mehr möglich sein kann. Am besten lassen sich der aufsteigende (rechte) und absteigende (linke) Dickdarm begutachten. Einen verkrampften, oft schmerzhaften Dickdarm finden wir z.B. bei Stress, Reizdarm, Divertikulitis (entzündete Darmdivertikel), Blähungen und chronischer Stuhlverstopfung. Immer wenn der Dickdarm irritiert ist, muss nach einer möglichen

Harnblasenentzündung gesucht werden. Da Darmbakterien durch die irritierte Schleimhaut leicht in die benachbarte Harnblase wandern können, ist hier ein häufiger Zusammenhang zu suchen. Außerdem soll die Frau gefragt werden, ob sie schon öfters Eierstockentzündungen hatte und wann sie zuletzt bei ihrem Gynäkologen war. Denn auch zwischen inneren Genitalien und Darm kann es unangenehme Interaktionen geben.

ENDDARM

In diesen letzten zehn Zentimetern unseres Darms lagern Stuhl und Darmgase am längsten und warten sehnsüchtig auf ihre Entlassung. Leider haben sie dort genügend Zeit, die Schleimhaut zu reizen. Ab und zu können daher diese Störenfriede sogar einen Schmerz des Steißbeins verursachen, der erst nach Entleerung des Enddarms verschwindet.

Als Erste Hilfe empfehlen sich Einläufe mit warmem Wasser. Natürlich sollten der Stuhl gar nicht so aggressiv und der Gasdruck nicht so hoch sein, dass es zu solchen Irritationen kommen kann. Immerhin ist der Enddarm der häufigste Sitz eines Dickdarmkrebses, Folge der andauernden Reizung durch abgelagerten Stuhl.

ANUS

Als Ausdruck erhöhten und unerwünschten Gasdrucks im unteren Dickdarm kommt es häufig zu einem gesteigerten Tonus des inneren und/oder äußeren Schließmuskels, wobei diese Anspannung sich oft auf den gesamten Beckenboden ausdehnt. Diese ursprünglich zur Kontrolle gedachte Spannungserhöhung wird zum Hindernis für eine normale Stuhlentleerung, was die Entstehung von Stuhlverstopfung und Reizdarm sehr fördert. Angst vor Indiskretion, Flüssigkeitsmangel und das Hormon Progesteron unterstützen gerade bei Frauen die chronische Stuhlverstopfung.

Andererseits begünstigt ein zu schwacher Beckenboden Inkontinenz sowohl von Harn als auch von Stuhl. Sekretion mit Juckreiz und Stuhlschmieren gehören ebenso zu den Folgen dieser gestörten Verschlussfunktion und wird durch Pilzinfektionen im Darm noch gefördert.

Hämorrhoiden sind ein typisches Zeichen für Bindegewebsschwäche. Oft haben die betroffenen Frauen auch Krampfadern.

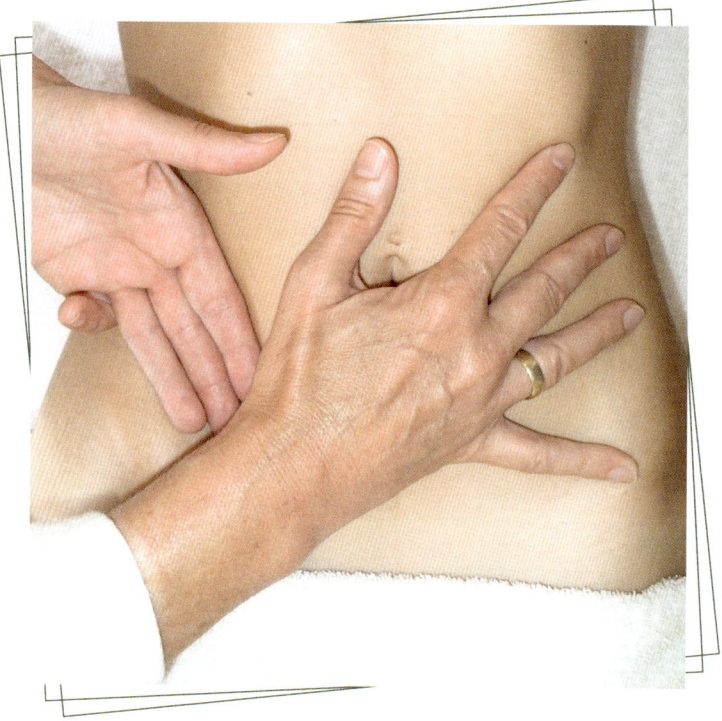

BAUCHMASSE

Diese mit den bloßen Händen des Mayr-Arztes und dem Maßband erhobenen Vermessungen des Bauchs geben Auskunft über die Fülle des Bauchs und Lage des Darms. Sie erlauben die Überwachung des Therapieverlaufes und sind wegen ihrer Dreidimensionalität aussagekräftiger als die übliche Bauchumfang-Messung.

DER ENTEROPTOSE-GRIFF

Wie sehr ein erschlaffter bzw. überfüllter Darm die Beweglichkeit der Halswirbelsäule beeinträchtigt, zeigt diese Demonstration: Man steht hinter der Patientin und prüft die erreichbaren Winkel bei Rechtsdrehung und Linksdrehung der Halswirbelsäule. Anschließend legt man die Arme um die Patientin nach vorne und hebt das Dünndarmpaket nach oben. In diesem Zustand der künstlich aufgehobenen Darmsenkung zeigt sich der Kopf wesentlich beweglicher und die Drehwinkel der Halswirbelsäule werden größer.

Humoraldiagnostische Zeichen

All die durch Fehlverdauung entstandenen Gifte, aber auch die beim normalen Stoffwechsel im Körper anfallenden Endprodukte müssen irgendwie den Körper wieder verlassen können. Die physiologischen Ausscheidungsorgane sind: Darm, Niere, Lunge und Haut.

Wenn die Darmschleimhaut irritiert ist, kann das Leaky-Gut-Syndrom auftreten. Die Darmschleimhaut wird durchlässiger und ausscheidungspflichtige Substanzen werden gewissermaßen irrtümlich rückresorbiert und akkumulieren im Blut.

Besonders bei Darmträgheit kann der Darm seiner Ausscheidungspflicht nicht mehr ordnungsgemäß nachkommen. Notventile müssen dieses Defizit kompensieren. Ihre Ausscheidungsleistung und die Beschaffenheit der Körpersäfte und Zwischenzellsubstanz sind gut zu beobachtende humoraldiagnostische Zeichen.

GERUCH

Der normale Stuhl hat einen unaufdringlichen Skatol-Geruch. Bei Fäulnisprozessen riecht er aasig-faulig, bei gestörter Fettverdauung ranzig, bei Gärung säuerlich.

Die Nieren sind als Ausscheidungsorgan auch zuständig für die Entsäuerung des Körpers, indem sie H^+-Ionen ausscheiden. Wie schnell sich die Nahrung in der Zusammensetzung des Urins widerspiegelt, kann man leicht riechen, nachdem man z. B. Spargel genossen hat. Gärungsgifte wirken oft harntreibend und führen zu säuerlichem, hellem bis farblosem Urin. Relativ dunkler, nachdunkelnder Urin, dumpf-faulig riechend, entsteht durch Fäulnisprozesse im Darm und enthält Indikan und Alkapton.

Die Lunge ist der zweite wichtige Säureausscheider, indem sie CO_2 abatmet. Dass aber alle gasförmigen Fermentationsprodukte in der Ausatemluft nachweisbar sind, riechen wir leider allzu oft. Faulige oder saure Atemluft zeugen von übler Fehlverdauung. Auch Knoblauch und Alkoholgenuss werden von der Atemluft verraten. Eine gestörte Nierenfunktion und Zuckerkrankheit spiegeln sich ebenfalls im Geruch der Atemluft wider.

Natürlich können auch Speisereste in Zahntaschen und entzündliche Prozesse in der Mundhöhle einen Mundgeruch verursachen.

Wenn jetzt die Entgiftung über diese drei natürlichen Ausscheidungsorgane nicht ausreichend erfolgt, werden vom Körper **Notventile** dazu herangezogen:

Wir wissen, dass der Schweiß bei verschiedenen Menschen verschieden riecht. Ein saurer oder penetranter und übelriechender Schweiß erregt den Verdacht von bakteriellen Zersetzungsvorgängen im Magen-Darm-Trakt und ist eine absolute Indikation für eine entgiftende F.X. Mayr-Therapie.

Auch die Drüsen der Geschlechtsorgane müssen manchmal ihren Beitrag zu den Ausscheidungsvorgängen des Körpers leisten. Zusätzlich zu den über sie ausgeschiedenen Giften verändern Bakterien den Geruch. Hier sollte eine eventuelle Immunschwäche im Bereich der Schleimhäute in Erwägung gezogen werden.

HAUT

„Lassen Sie mich sehen, wie es Ihnen geht."

Dieser berühmte Satz F.X. Mayrs beruht auf der Aussagekraft der Haut. Die Haut ist das größte Organ und nicht umsonst wird sie als Spiegel unserer Seele bezeichnet. Darüber hinaus erfüllt sie jedoch vor allem eine Schutzfunktion gegen die „schmutzige" Umwelt. Sie regelt die Temperatur unseres Körpers, warnt uns vor Verletzungsgefahr und stärkt durch Berührung unsere zwischenmenschlichen Gefühle.

Schon die Hautfarbe gibt Hinweise auf Vitalität, Sauerstoffversorgung und Ablagerungen. Bei genauerem Hinsehen kann man erkennen, dass die Haut manchmal eher grau, grünlich, gelblich, blass bis hin zu bläulich wirkt. All diese Verfärbungen helfen, die Beurteilung der gesundheitlichen Gefährdung zu vervollkommnen.

Die Spannkraft der Haut wird mittels des Tonus-Griffes nach F.X. Mayr überprüft. Über dem Jochbeinbogen wird die Haut mit Daumen und Zeigefinger abgehoben. Hiermit kann der Tonus der Haut gut und schnell festgestellt werden.

Mittels des Tonus-Griffs kann sogar vermutet werden, auf welcher Seite die Frau nachts bevorzugt schläft. Jene Gesichtshälfte, auf der der Kopf nachts ruht, weist einen geringeren Tonus auf, die Haut ist also wegen der druckbedingten, geringeren Durchblutung schlaffer.

Eine trockene, schlaffe Haut kann viele Ursachen haben, ist jedoch immer ein Zeichen für eine Vitalitätsschwäche und Flüssigkeitsmangel im Gewebe. Meist ist diese Entwicklung anlagebedingt. Trotzdem wissen wir, dass Rauchen, Alkohol und übermäßige Sonnen- und Kälteexposition die Haut vorzeitig altern lassen. Psychische Faktoren wie Lebensfreude, aber auch Zorn, Angst und Depression unterstützen eine spezifische Faltenbildung und formen damit den entsprechenden Gesichtsausdruck. Wir haben alle schon beobachten können, dass frisch verliebte Menschen jünger und vitaler aussehen. Da spielen zusätzlich zum Glücksgefühl noch die Hormone mit.

Die Haut ist reich an Schweiß und Talgdrüsen. Muss der Schweiß viele Toxine und Säuren ausscheiden, entzünden sich die Schweißdrüsen. Der Akne ähnliche Ausschläge sind die Folge. Rötungen und Entzündungen an schlecht belüfteten Stellen wie Leisten, Bauchfalten und unter den Brüsten deuten auf einen aggressiven, meist zu sauren Schweiß hin. Die Übersäuerung, verlangsamter Lymphfluss und schwaches Bindegewebe gepaart mit dem Hormonspiegel und genetischen Faktoren sind auch die Ursachen für Cellulite.

Kosmetika können die Haut immer nur von außen erreichen. Die Kombination von Kosmetik mit einer Reinigung von innen und einem verbesserten Stoffwechsel sind ein „Winning Team" für die Verschönerung der Haut.

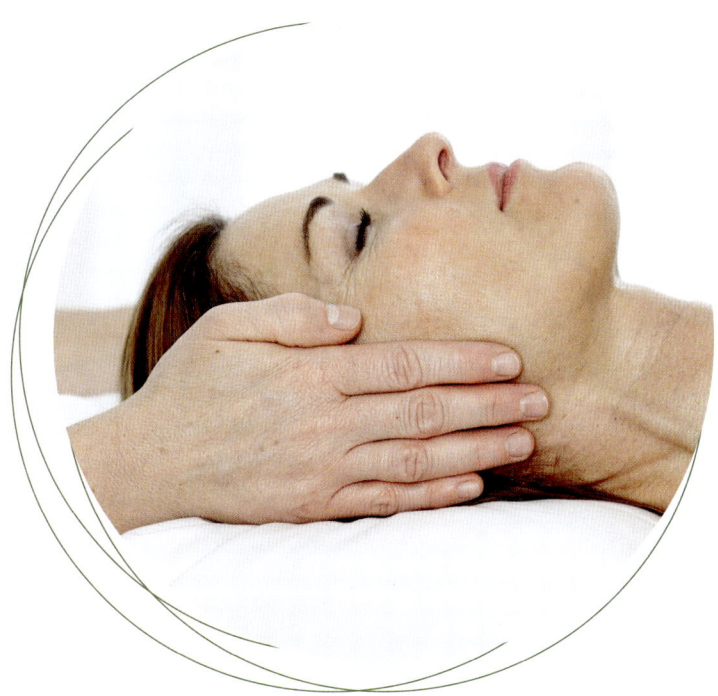

SCHLEIMHAUT

Entgiftung über die Schleimhaut spiegelt sich als schlechter Mundgeschmack und ausgeprägter Zungenbelag wieder.

Zungenbeläge können alle Intensitäten und von weiß über gelb, braun, grünlich bis schwarz viele Farben zeigen.

Da während einer F.X. Mayr-Therapie die Entgiftungsarbeit zunimmt, kann sich der Zungenbelag vorübergehend verstärken und die Zunge anschwellen. Diese dabei entstehenden Zahneindrücke sind Zeichen von Ver- und Entgiftung und treten gerne bei Leberbelastung auf. Ist die Zunge hingegen spiegelglatt und zeigt keinerlei Belag, kann das als allgemeine Schwäche und Erschöpfung interpretiert werden.

Auch das Zahnfleisch ist ein Spiegel des Gewebszustands und reagiert sichtbar auf Entzündungen, Übersäuerung, Vitamin-, Mineralstoff- und Spurenelemente-Mangel.

Ist das Zahnfleisch auffällig, empfiehlt sich unbedingt ein aMMP8-Speichel-Test um festzustellen, ob eine Entzündung vorliegt. Dieser hoch empfindliche Test kann ansonsten leicht zu übersehende Minimalentzündungen im Körper aufdecken, die eine Vielzahl von gefährlichen Krankheiten begünstigen.

AUGEN

Wenn die Tränenflüssigkeit zu aggressiv ist, leiden wir an einer Bindehautreizung – die Augen werden gerötet. Eine aggressive Tränenflüssigkeit zeichnet so genannte Tränenstraßen an den äußeren Augenwinkeln. Diese bräunlichen Striche können sogar darüber Auskunft geben, auf welcher Seite die Frau schläft. Eine leichte Gelbfärbung des Augenweißes lässt Rückschlüsse auf eine Leberbelastung zu. Allerdings kann auch ein angeborener Morbus Gilbert Meulengracht (Mangel an Glukuronyltransferase und dadurch erhöhter Bilirubinspiegel im Blut) vorliegen.

BLUTGEFÄSSE

Die verschiedenen Toxine beeinflussen nicht nur den Tonus des Darmes, sondern auch der Blutgefäße. Erweiterungen kleiner Hautarterien sind ein typischer

Ausdruck der Gewebserschlaffung. Bei Alkoholikerinnen kennen wir diese Veränderungen an Wangen und Nase (Couperose).

Dass diese Couperose auch durch Fruktose oder zu viel Rohkost und Gärungsprozesse hervorgerufen wird, ist weithin unbekannt. Dabei entstehen die Fuselal-
kohole durch Gärung im Darm.

Krampfadern und Hämorrhoiden basieren wiederum auf der Erschlaffung der
Venen. Natürlich spielt hier zusätzlich meist eine genetische Veranlagung mit.

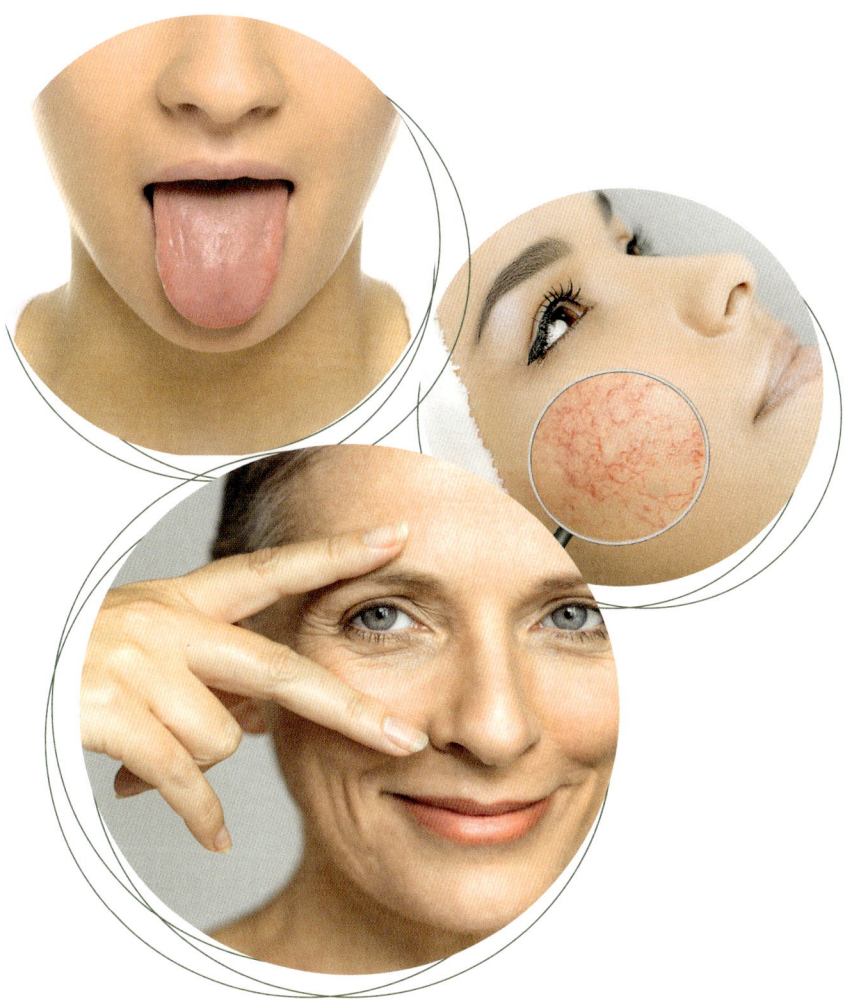

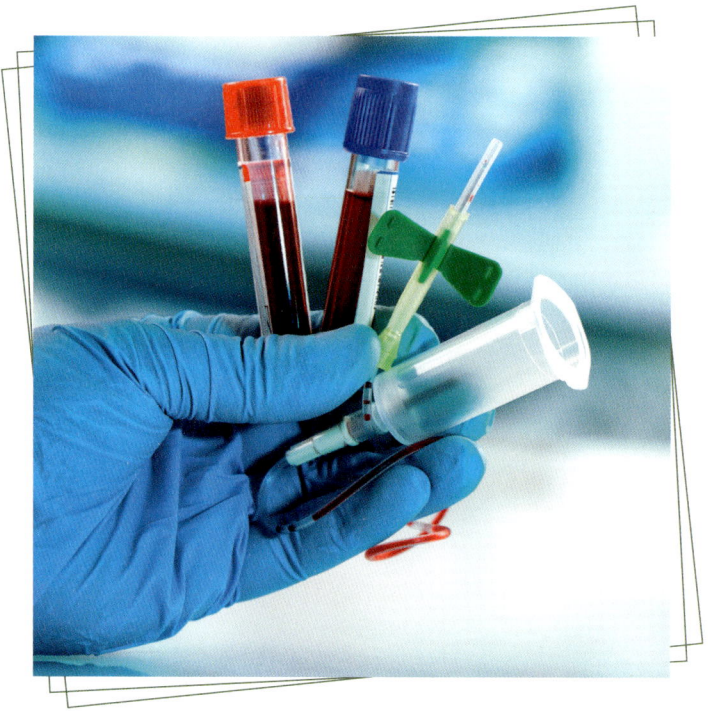

Blutlabor-Untersuchungen

Die vorteilhafte Zusammenarbeit von universitärer Medizin und Naturheilkunde zeigt sich u.a. im Wert der Blutlabor-Untersuchung. Hier sollten alle Parameter untersucht werden, die, ebenso wie die ärztliche Untersuchung nach F.X. Mayr, Abweichungen vom Idealzustand erkennen lassen. Einige der Werte werden von Krankenkassen nicht bzw. ungern bezahlt. In Anbetracht ihrer Aussagekraft sollte jedoch nicht darauf verzichtet werden.

Es ist immer wieder faszinierend, was man aus ein paar Milliliter Blut alles herauslesen kann. Allerdings muss man sich bewusst sein, dass jede Laboruntersuchung eine Momentaufnahme ist und nur wenig über einen mittelfristigen oder gar langfristigen Gesundheitszustand verrät. Außerdem untersuchen wir in diesem Fall nur das Blut und nicht alle Körpersäfte und Gewebe. Wenn ein Stoff im Blut zu wenig vorhanden ist, muss das nicht immer zwangsläufig seinen generellen Mangel bedeuten.

Eigentlich ist es nicht ganz korrekt, gewisse Laborwerte gesondert zu betrachten oder zu gruppieren. Im Grunde sind alle Parameter miteinander vernetzt und sollten nicht einzeln betrachtet und bewertet werden. Trotzdem schafft es eine gewisse Übersichtlichkeit, zumindest die wichtigsten Gruppierungen anzuführen und das Augenmerk auf die wichtigsten Parameter zu lenken. Darum seien hier Blutlaborparameter zusammengestellt, die gewisse Risiken abbilden können.

Im Folgenden werden die einzelnen Laborwerte erklärt.

Arteriosklerose-Risikocheck

Mit den folgenden Laborparametern kann das Risiko, eine Gefäßverkalkung (Arteriosklerose) zu bekommen, recht gut bestimmt werden. Trotzdem gibt es Menschen, die trotz diverser Risikoparameter blitzsaubere Blutgefäße haben. Ihnen helfen meist ein genetischer Vorteil, viel Bewegung und wenig Stress. Stress ist nämlich ein gefährlicher Aktivator für Arteriosklerose, da er Entzündungsparameter produziert, die im einfachen Blutlabor nicht nachgewiesen werden können. Auf jeden Fall soll in regelmäßigen Abständen eine Duplex-Sonographie der Halsschlagadern durchgeführt werden, die Auskunft darüber gibt, ob bereits Ablagerungen in den Blutgefäßen vorhanden oder zumindest in Vorbereitung sind. Sind die Blutgefäße völlig sauber, kann auch bei einem erhöhten LDL-Cholesterinspiegel auf Cholesterinsenker verzichtet werden.

CHOLESTERIN (GESAMTCHOLESTERIN)

Dieses sagt alleine relativ wenig aus. Es kommt auf die Relation zum HDL und LDL an, ob eine Arteriosklerose-Gefahr besteht oder nicht. Erhöht wird das Cholesterin vor allem durch Stress, Bewegungsmangel, erbliche Belastung und, an letzter Stelle, tierische Fette. Das Cholesterin an sich ist ja lebensnotwendig und wertvoll, bestehen doch das halbe Gehirn und die Zellwände daraus und werden aus Cholesterin unsere Sexual- und Stresshormone gebildet.

HDL (HIGH DENSITY LIPOPROTEIN)

Das ist das „gute" Cholesterin, welches die Gefäße reinigt. Zum Gesamtcholesterin soll es mindestens in einem Verhältnis 1:4 und zum LDL 1:2,5 stehen. HDL wird durch Bewegung, Olivenöl und Omega-3-Fettsäuren erhöht. Es gibt jedoch genetische Abweichungen, die genau das Gegenteil bewirken. Erst ein Gentest kann Sicherheit bringen, ob Omega-3-Fettsäuren positiv auf den Cholesterinspiegel wirken.

LDL (LOW DENSITY LIPOPROTEIN)
Dieses ist das „schlechte" Cholesterin und ist u.a. für die Arteriosklerose verantwortlich. Gefährlich wird es nur, wenn es oxidiert ist. Die Oxidation wird hauptsächlich von freien Radikalen bewerkstelligt. Daher ist eine Kombination aus erhöhtem LDL und erhöhter Belastung mit freien Radikalen besonders schädlich. Bei Menschen mit bereits bekannten Herz-Kreislaufrisiken (Herzinfarkt, Angina pectoris, Zuckerkrankheit u.s.w.) soll das LDL unter 110 mg/dl liegen. Ansonsten ist wieder das Verhältnis zum HDL entscheidend. Ohne Gefäßablagerungen kann uns auch das LDL relativ kalt lassen.

QUOTIENT LDL/HDL CHOLESTERIN
Dieses Verhältnis hat die größte Aussagekraft über die Gefährlichkeit des Cholesterins und seiner Verteilung. Der Quotient soll auf jeden Fall unter 3 liegen (besser unter 2,5).

TRIGLYCERIDE
sind auch Arteriosklerose fördernde Blutfette. Sie sind vor allem durch Fehlernährung (Fett und Süßes) und erbliche Belastung erhöht. Ein erhöhter Triglyceridspiegel begünstigt u.a. auch die Entstehung von Diabetes mellitus Typ II.

Durch die F.-X. Mayr-Therapie bzw. eine entsprechende Diätetik sinkt der Triglyceridspiegel fast immer stark ab.

HOMOCYSTEIN
Ist ein potenter Arteriosklerosefaktor, der durch einen Mangel an Folsäure, Vitamin B6 und B12 und einen entzündeten Darm erhöht wird. Auch Suchtkranke zeigen oft erhöhte Werte. Eine Therapie mit Folsäure, Vitamin B6 und 12 ist meist sehr effizient. Hat man eine genetische Disposition für Homocysteinerhöhung, muss man dauerhaft diese drei Vitamine substituieren.

LIPOPROTEIN(A)

beherbergt ein potentes Arterioskleroserisiko.

Seine Erhöhung ist erblich bedingt und kann eigentlich nicht (nach manchen Studien höchstens marginal) mittels Omega-3-Fettsäuren, gesenkt werden. Primär muss man bei seiner Erhöhung bemüht sein, alle anderen Risikofaktoren optimal zu senken.

HOCHSENSITIVES CRP (C-REAKTIVES PROTEIN)

ist ein sehr sensibler Entzündungsparameter. Seine Erhöhung zeigt unspezifisch irgendeine Entzündung an, die entweder im orthopädischen Bereich liegt oder bakteriell begründet ist. Eine leichte Erhöhung bzw. ein Wert nahe dem oberen Grenzbereich ist bereits ein Arterioskleroserisiko, da eine hiermit festgestellte Mikroentzündung die Arterienwände schädigen kann. Es soll daher immer das hochsensitive CRP bestimmt werden.

aMMP8

Diese Matrix-Metallo-Proteinase 8 wird von Immunzellen im Rahmen von Entzündungsprozessen gebildet und vor allem im Speichel gemessen. Sie liefert Informationen darüber, ob sogenannte „silent inflammation", also minimale Entzündungen im Körper vorhanden sind. Diese können bevorzugt im Zahnfleisch, Nasennebenhöhlen und Darm lokalisiert sein. Jede Entzündung kann auch Blutgefäße dahingehend schädigen, dass sich an ihnen Ablagerungen, sogenannte Plaques, bilden können.

FIBRINOGEN

ist ein Wert der Blutgerinnung. Seine Erhöhung birgt ein erhöhtes Thromboserisiko und beschleunigt den Verschluss von Blutgefäßen bei einer Arteriosklerose. Ursache einer Erhöhung sind meistens Entzündungen, Verletzungen, aber auch Tumoren. Auch ein zu hoher Eiweißkonsum kann es erhöhen.

GESAMTEIWEISS

ist erhöht, wenn wir zu viel Eiweiß essen oder/und zu wenig trinken. Eiweiß ist ein guter Klebstoff und kann die roten Blutkörperchen zusammenkleben. Diese „Geldrollen" aus zusammengeklebten Erythrozyten verstopfen dann die kleinen

Blutgefäße und es kommt zu Mikroerstickungen des Gewebes durch Sauer-stoffmangel. Damit ist der Weg zu Übersäuerung des Gewebes, Herzinfarkt und Hirnschlag geebnet. Zur Senkung des Gesamteiweißes soll man mehr trinken und weniger Fleischwaren essen.

Andererseits kann man bei Veganern öfters einen Eiweißmangel beobachten, zumal nur tierische Produkte alle lebensnotwendigen Aminosäuren enthalten. Frauen mit Essstörungen wie Anorexia nervosa neigen teils zu lebensbedrohli-chem Eiweißmangel.

FERRITIN

ist ein Trägereiweiß für Eisen. Wenn es zu niedrig ist, weist es auf einen Eisen-mangel hin. Frauen mit starker Monatsblutung neigen zum Eisenmangel. Da genügt die Bestimmung des Eisenspiegels nicht. Im Gegenteil: Das Serum-Eisen als solches sagt nichts darüber aus, ob sich genügend Eisen im Blut befindet. Viel-mehr muss man eben das Ferritin bestimmen. Eine Erhöhung des Ferritins stellt ein erhöhtes Schlaganfallrisiko dar. Ursache für seine Erhöhung sind Entzündun-gen, Leberbelastung und eine erbliche Disposition. Die beste Therapie dagegen ist eine isovolämische Hämodilution (= Aderlass mit Infusion).

25-OH-VITAMIN D

Dieses Vitamin wurde früher völlig unterschätzt und primär lediglich für den Knochenaufbau als wichtig erachtet. Sein Mangel ist häufig, da Vitamin D durch UV-Licht aktiviert wird und wir unsere Haut zu wenig der Sonne aussetzen. Und wenn wir mal genüsslich in der prallen Sonne braten, schützen uns starke Son-nenschutzcremes vor der UV-Strahlung. Ein Vitamin-D-Mangel ist neben Osteo-porose auch für Arteriosklerose, Bluthochdruck, Herzinfarkt, Krebs (vor allem Darm und Brust) und chronische Entzündungen verantwortlich. Seine Untersu-chung sollte wie Cholesterin zu jedem Routinelabor gehören. Erfreulich ist, dass sein Mangel durch Vitamin-D-Tabletten, eventuell Vitamin K-2 und Sonnenexpo-sition leicht behebbar ist.

NÜCHTERN-BLUTZUCKER

Die Bestimmung des Nüchtern-Blutzucker-Wertes gehört zum Routine-Labor. Leider ist es den Frauen möglich, den Nüchternzucker im Blut zwölf Stunden nach dem letzten Essen auch dann niedrig zu halten, wenn sie bereits zuckerkrank ist. Somit wird bei Frauen eine Zuckerkrankheit oft übersehen. Bei allen Frauen mit Verdacht muss daher ein Zuckerbelastungstest gemacht werden.

ORALER GLUCOSE-TOLERANZTEST

Mit diesem Test kann man die Fähigkeit des weiblichen Körpers zur nächtlichen Blutzuckerabsenkung überlisten und eine versteckte Zuckerkrankheit entdecken. Nach einer standardisierten Methodik wird untersucht, wie schnell der Blutzuckerspiegel nach der Einnahme von Zucker in Form eines Glukosesirups wieder absinkt. Somit lässt sich eine beginnende Zuckerkrankheit auch dann schon entdecken, wenn die normale Blutuntersuchung noch unauffällig ist.

C-PEPTID

Auch hiermit kann eine Aussage getroffen werden, ob eventuell mehr Insulin gebildet werden muss, um den Blutzucker im Zaum zu halten. Bei einer Insulinresistenz kann C-Peptid erhöht sein.

ADIPONEKTIN

Hier verhält es sich umgekehrt. Ein erniedrigter Adiponektin-Spiegel im Blut deutet auf eine Insulinresistenz und somit zumindest eine beginnende Zuckerkrankheit hin.

HOMA-INDEX

Hier wird der Blutzuckerspiegel in Relation zum Insulinspiegel gebracht. Ist er erhöht, zeigt das an, dass nur durch eine erhöhte Insulinproduktion der Blutzucker in der Norm gehalten werden kann. Somit ist mittels des HOMA-Index eine Insulinresistenz und somit Zuckerkrankheitsgefahr sehr sensibel feststellbar. Außerdem liefert er eine Auskunft darüber, warum das Körpergewicht so schwer zu senken ist. Ein erhöhter Insulinspiegel im Blut lässt nämlich die Pfunde steigen.

Lebercheck

MCV (DAS MITTLERE ZELLVOLUMEN DER ROTEN BLUTKÖRPERCHEN)

Hier handelt es sich nicht direkt um einen Leberwert. Nur gibt es Menschen, die trotz Alkoholismus normale Leberwerte vorweisen. Hier verrät u.U. ein erhöhtes

MCV den übermäßigen Alkoholkonsum. Gerade bei Frauen gilt das MCV als verlässlicherer Alkoholmarker als die üblichen Leberwerte. Ein erhöhtes MCV kann aber auch bei Vitamin B12- und Folsäure-Mangel vorkommen.

Ein verringertes MCV findet man bei Blutverlust, Eisen-, Kupfer- und Vitamin-B6-Mangel.

BILIRUBIN

Das ist der Gallenfarbstoff. Dieser ist erhöht, wenn die Leber entzündet ist (Hepatitis), die Galle nicht abfließen kann (Verschluss des Gallenganges) oder zu viele rote Blutkörperchen zerstört bzw. abgebaut werden (z. B. starker Bluterguss). Die häufigste Ursache für eine Bilirubinerhöhung ist der angeborene und völlig harmlose Morbus Gilbert Meulengracht. Hierbei wird das Bilirubin nicht so leicht über den Urin ausgeschieden, da es nicht wasserlöslich gemacht werden kann.

DIREKTES BILIRUBIN

Dieses wird automatisch bei erhöhtem Gesamtbilirubin mitbestimmt. Wenn es trotzdem relativ niedrig ist, beweist es einen Morbus Gilbert Meulengracht.

GOT (ASAT)

Dieser Leberwert ist bei Leberproblemen, besonders bei Hepatitis, erhöht. Wenn er zu Beginn normal war, kann er durch die Entgiftungsarbeit der Leber während einer F.X. Mayr-Therapie ansteigen. Danach fällt er wieder zum Normalmaß ab. Wenn GOT hoch bleibt, muss die Leber genauer untersucht werden.

GPT (ALAT)

Hier gilt das Gleiche wie beim GOT. Es kann aber auch bei starker körperlicher Anstrengung erhöht sein.

GAMMA GT

Dieser Leberwert ist meist bei erhöhtem Alkoholkonsum, bei einer Fettleber oder nach einer Hepatitis erhöht. Er sinkt während einer F.X. Mayr-Therapie normalerweise verlässlich ab.

Die Werte GOT, GPT und Gamma GT sind seit April 2003 ca. doppelt so hoch erlaubt wie vor diesem Datum. Das ergibt sich aus einer anderen Messmethode als früher. Daher sind die Werte von vor Anfang 2003 und heute nicht direkt vergleichbar!

Die erlaubten Referenzwerte für Frauen sind bei allen drei Leberwerten wesentlich niedriger als beim Mann.

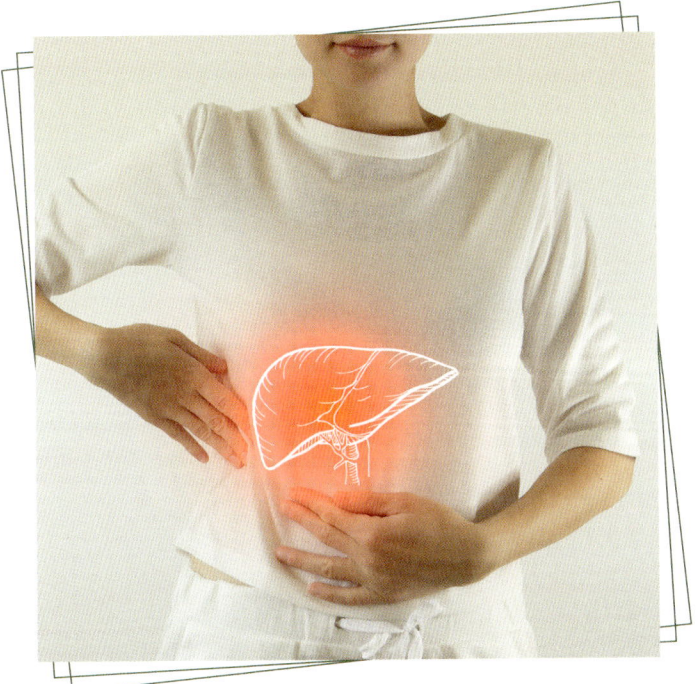

CHOLINESTERASE

Dieser Leberwert zeigt an, ob die Leber noch ausreichend arbeiten kann. Bei Leberzirrhose oder anderen Einschränkungen der Leberleistung ist dieser Wert erniedrigt.

ALKALISCHE PHOSPHATASE

Dieser Wert ist erhöht bei Erkrankungen der Leber, der Gallengänge, der Bauch-speicheldrüse, der Schilddrüse und bei vermehrtem Knochenabbau.

FERRITIN

Ein erhöhtes Ferritin kann durch eine Lebererkrankung oder Entzündungen ver-ursacht sein. Außerdem gibt es die genetisch bedingte Hämochromatose, bei der das Blut zu viel Eisen enthält und somit auch das Ferritin ansteigt.

HEPATITIS ANTIKÖRPER UND ANTIGEN TEST

Wenn der Verdacht auf eine Leberentzündung besteht, muss natürlich eruiert werden, ob und welche Art von Hepatitis vorliegt. Hierbei nimmt die Hepatitis C eine Sonderstellung ein, da sie meist stumm ohne Symptome verläuft und es eine hohe Dunkelziffer an Infizierten gibt. Wie aus heiterem Himmel können dann plötzlich eine schwere Leberentzündung, eine Leberzirrhose oder gar Leberkrebs ausbrechen. Da Hepatitis B und C auch sexuell übertragen werden können, muss man nicht unbedingt eine Bluttransfusion oder unreine Spritze bekommen haben, um sich diese fatale Erkrankung einzufangen. Die Hepatitis A ist vergleichsweise ungefährlicher, verläuft im Kindesalter meist völlig unspektakulär und danach ist man immun. Südlich von Neapel werden fast alle Kinder einmal damit infi-ziert. Maximal hat man danach immer leicht erhöhte Leberwerte oder eine leicht vergrößerte Leber. Im Erwachsenenalter kann die Hepatitis A mehr Schaden an-richten. Übertragen wird die Hepatitis A durch verunreinigte Lebensmittel. Daher sollte man sich vor Reisen ins wärmere Ausland impfen lassen.

Also immer bei unerklärbar erhöhten Leberwerten auch nach Hepatitis A, B und C fahnden. In Ausnahmefällen kommt auch noch die Hepatitis D, E und F vor.

Immunsystemcheck

LEUKOZYTEN

sind die weißen Blutkörperchen und Teile des Immunsystems. Ihre Erhöhung zeigt eine Entzündung, ein Mangel eine Immunschwäche an. Bei einem Mangel sollte man einen genaueren zellulären Immunstatus machen, der die Untergrup-pen der Lymphozyten analysiert. Besonderes Augenmerk soll dann auf die Hel-percell-Suppressorcell-Ratio und die absolute T-Lymphozytenzahl gelegt werden.

MONOZYTEN

Ihre Erhöhung deutet auf einen verstärkten Entgiftungsprozess durch die Leuko-
zyten hin. Während einer F.X. Mayr-Therapie dürfen daher die Monozyten etwas
erhöht sein. Außerdem sind sie bei vielen Infektionen erhöht.

NEUTROPHILE GRANULOZYTEN

sind besonders in der Anfangsphase bakterieller Entzündungen erhöht.
Verringert sind sie bei schweren chronischen Infektionen, Autoimmunerkrankungen, Knochenmarkstumoren und der Einnahme mancher Medikamente.

EOSINOPHILE GRANULOZYTEN

sind erhöht bei Allergien, Parasitenbefall, giftigen Insektenstichen, Hauterkran-
kungen (Neurodermitis, Psoriasis), körperlichem Stress, Rheuma, diversen Medikamente. Verringert sind sie bei: emotionalem Stress, Verletzungen, bei akuten
Infekten und Hormontherapie.

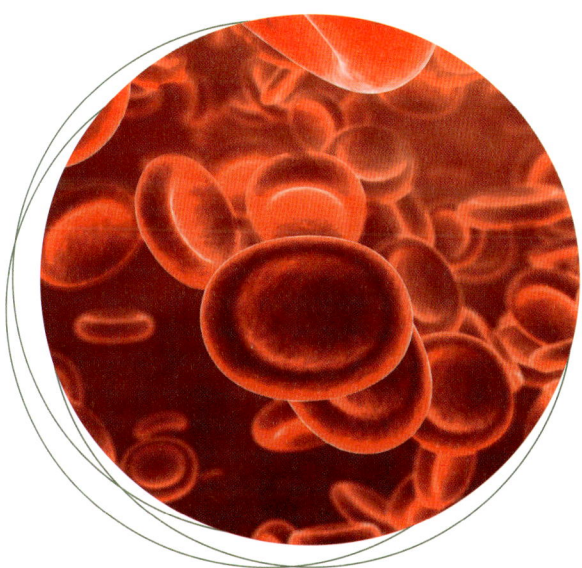

Neben diesen im normalen, großen Blutbild enthaltenen Bestimmungen, kann
noch der erweiterte zelluläre Immunstatus erhoben werden.

ZELLULÄRER IMMUNSTATUS

Hier interessieren vor allem die Helpercell-Suppressorcell-Ratio (auch CD4/CD8-Ratio genannt). Ist sie erhöht, deutet das auf eine überschießende Aktivität des Immunsystems hin wie z. B. bei einer Autoimmunerkrankung. Hier dürfen dann auf keinen Fall immunstärkende Therapien verabreicht werden. Eine erniedrigte CD4/CD8-Ratio deutet auf ein geschwächtes Immunsystem hin und fördert somit die Infektanfälligkeit. Auch die absolute T-Lymphozytenzahl ist ein wichtiger Wert für die Beurteilung der Immunabwehrkraft. Nach einer Chemotherapie wird leider meist nur die Leukozytenzahl ermittelt, um festzustellen, ob mit ihr fortgefahren werden darf. Wichtig wäre aber eigentlich die T-Lymphozytenzahl. Man sieht also, wie wichtig diese Untersuchung zur Steuerung von immunmodulierenden Therapien ist.

IMMUNGLOBULINE

Sie geben viel Auskunft über die Ausstattung des Körpers mit „chemischen Waffen". Mittels dieser Parameter können Infektionen entdeckt werden, die entweder in naher oder weiterer Vergangenheit stattgefunden haben oder auch noch akut im Körper wüten. Außerdem können Knochenmarkserkrankungen entdeckt werden, die sich ansonsten relativ stumm und im Anfangsstadium unauffällig verhalten.

ZINK, SELEN, WEITERE SPURENELEMENTE

Sie sind alle u.a. auch für das Immunsystem sehr wichtig. Allerdings ist ihre Bestimmung schwierig, da sie meist nicht im Blut in repräsentativer Dosis vorkommen. Das Vollblut gibt uns hier schon mehr Aufschluss. Am besten geeignet wäre eine Haaranalyse, wenn unsere Haare nicht tagtäglich von den raffiniertesten Chemikalien traktiert werden würden. Außerdem wächst ein Haar pro Monat im Durchschnitt 1 cm, womit das Ergebnis der Analyse einen Querschnitt durch mehrere Monate ergibt und den jetzigen Ist-Zustand nicht wiedergeben kann.

Krebslabor

Die meisten Tumormarker geben leider keine verlässliche Auskunft über das Vorliegen von Krebs. Sie eignen sich bestenfalls zur Verlaufskontrolle nach einer Krebsoperation oder während einer Krebstherapie. Lediglich das PSA (Prostataspezifisches Antigen) hat eine relativ verlässliche Aussagekraft. Da es aber Prostatakrebs anzeigt, ist es für die Frau ohne Bedeutung.

Besteht der Verdacht auf einen Knochenmarkskrebs, muss eine Immunfixation gemacht werden.

Eine erhöhte Blutsenkungsgeschwindigkeit, erhöhte alkalische Phosphatase, ein erhöhter Calcium-Spiegel, ein erhöhter Blutzuckerspiegel kombiniert mit Gewichtsabnahme sind weitere zu untersuchende Alarmzeichen.

APO-10 UND TLTL-1 TEST

Ist lediglich das APO-10 erhöht, deutet das auf einen gutartigen Tumor hin. Sind APO-10 und TLTL-1 erhöht, besteht der begründete Verdacht auf einen bösartigen Tumor.

ALPHA 1 ANTITRYPSIN UND CALPROTECTIN IM STUHL

Sie sind sehr sensible Entzündungsparameter. Und eine chronische Darmentzündung erhöht das Krebsrisiko enorm.

HÄMOGLOBIN ODER HAPTOGLOBIN IM STUHL

Nachzusehen, ob sich sichtbar oder unsichtbar Blut im Stuhl befindet, gehort zu jeder Routineuntersuchung, da Blut im Stuhl ein Alarmsignal ist und neben Hämorrhoiden, Darmentzündung und gutartigen Adenomen auch einen Darmkrebs anzeigen kann.

Generell ist die Krebsdiagnostik ein sehr komplexes Thema, welches nicht so einfach hier abgehandelt werden kann. Besteht ein Verdacht und wird nichts Stichhaltiges gefunden, steht immer noch eine PET (Positronen Emissions Tomographie) zur Verfügung, die auf dem Bildschirm Krebsherde wie kleine Leuchttürme aufblinken lässt.

Hormone

TSH

TSH ist jenes Hormon, welches die Tätigkeit der Schilddrüse anregt. Seine Erhöhung zeigt eine Unterfunktion, seine Erniedrigung eine Überfunktion der Schilddrüse an. Falls Schilddrüsenhormone eingenommen werden, darf das TSH erniedrigt sein. Der erlaubte Höchstwert liegt bei 2,5 yU/ml. Einige Labors geben noch einen erlaubten Referenzwert von bis zu 4,5 yU/ml an. Die Ergebnisse vieler neuer Studien zeigen jedoch, dass bei Werten, die höher als 2,5 yU/ml sind, eine Schilddrüsenunterfunktion vorliegen kann. Hier kommt es auf das klinische Erscheinungsbild und die individuellen Beschwerden an. Bestehen Müdigkeit, Ödem-Neigung und Neigung zu Übergewicht, ist der Grenzwert von 2,5 yU/ml auf jeden Fall anzuerkennen. Im Alter darf der Wert etwas höher sein. Eine Schilddrüsenunterfunktion wird oft von einer Hashimoto-Thyreoiditis verursacht, einer Autoimmunerkrankung, die u.a. durch zu viel jodiertes Kochsalz entstehen kann. Zur verlässlichen Diagnose einer Hashimoto-Thyreoiditis sind eine Ultraschalluntersuchung der Schilddrüse und die Bestimmung spezieller Antikörper (Anti TPO) notwendig. Da Frauen besonders häufig zu Autoimmunerkrankungen neigen, ist bei diesen Symptomen eine TSH-Bestimmung immer sinnvoll.

CORTISOL

ist ein Stresshormon. Bei Stressbelastung ist es erhöht. Es kann aber auch bei Erkrankungen der Nebennieren verändert sein. Die stressbedingte Cortisolerhöhung ist eine der Ursachen für Gewichtszunahme bei Stress. Die verlässlichsten Ergebnisse lassen sich durch eine Speichelanalyse finden.

DHEA (DEHYDROEPIANDROSTERON)

ist die Vorstufe der Sexualhormone und unterstützt die Hirnleistung. Es ist vor allem bei Stress vermindert. Seine Erniedrigung bedingt Müdigkeit, Lustlosigkeit, Schwächegefühl, Konzentrations- und Merkfähigkeitsstörungen, Libido-Verlust. Außerdem wird der Muskelaufbau verlangsamt. Die schnellste Therapie gegen eine Erniedrigung ist die Substitution mit DHEA (Dehydroepiandrosteron). DHEA wird aus der Yams-Wurzel gewonnen und ist hervorragend bioverfügbar. Dabei muss man aber bedenken, dass das einfache Yamswurzel-Extrakt, welches auf dem Markt als Nahrungsergänzungsmittel in Apotheken frei verkäuflich ist, nicht in Sexualhormone umgewandelt werden kann und somit zur deren Erhöhung nicht geeignet ist.

Bei Frauen wird das DHEA vorwiegend in Testosteron umgewandelt. Es unterstützt somit den Muskelaufbau und Fettabbau und stärkt die allgemeine Antriebskraft, die Libido und das Gedächtnis.

ÖSTRADIOL (E 2)

ist das klassische weibliche Sexualhormon. Neben seiner Wirkung auf die weiblichen Sexualorgane und die Brustdrüsen schützt es vor Arteriosklerose, Osteoporose und Schnarchen. Wenn es bei der Frau unter den Wert 8 gesunken ist, sollte es unter Umständen substituiert werden. Insgesamt kommt man aber von der routinemäßigen Verabreichung von Östrogen immer mehr ab. Zur Substitution eignen sich auch Sojaprodukte, Leinöl und Rotklee. Diese Phytoöstrogene wirken wesentlich schwächer als tierische oder synthetische Östrogene. Bei einem massiven Östrogenmangel helfen sie trotzdem, den Mangel wenigstens etwas auszugleichen.

Bei erhöhtem Östrogenspiegel oder einer z. B. wegen Brustkrebs erwünschten Verringerung des Östrogens reduzieren die Phytoöstrogene die Wirkung des körpereigenen Östradiols durch Blockierung der entsprechenden Rezeptoren.

ÖSTRON (E 1)

Nach der Menopause produzieren Frauen oft mehr Östron als Östrogen. Ist dann z. B. der Östradiolspiegel sehr niedrig und der Östronspiegel ausreichend hoch, besteht kein Östrogenmangel. Es soll daher bei jeder Frau im Klimakterium neben Östradiol auch Östron bestimmt werden. Östrogen ist ein Blutgefäß-, Schnarch- und Knochen-Schutz und verbessert die Elastizität des Bindegewebes. Allerdings begünstigt es Wassereinlagerungen, Krampfadern und Fettpolsterungen.

PROGESTERON

Progesteron wird während der Schwangerschaft vermehrt gebildet. Es garantiert eine Elastizität des Gewebes und mehr Vitalität. Doch auch ohne Schwangerschaft verleiht es der Frau eine straffere Haut, mehr Vitalität und langsameres Altern durch Hemmung von Enzymen, die das Gewebe abbauen. Leider wird der Progesteronspiegel oft zu wenig berücksichtigt. Die Substitution von bioidentem Progesteron (z. B. in Form eines Gels auf die Haut) steigert oft die allgemeine Vitalität und das Wohlbefinden.

TESTOSTERON

ist das klassische männliche Sexualhormon. Bei Frauen bewirkt ein zu hoher Testosteronspiegel Bartwuchs und Akne, ein zu niedriges Testosteron Libidomangel, Muskelschwäche und Antriebslosigkeit.

LH UND FSH

sind die Steuerungshormone für die Produktion der Sexualhormone. Sie sind erhöht, wenn die Hormondrüsen nicht mehr genügend Sexualhormone bilden können. Somit zeigen sie die Menopause an.

Verringert sind sie bei Einnahme der Pille, Leberzirrhose oder seltenen anderen Störungen.

PROLAKTIN

ist vor allem bei einem Prolaktinom, einem gutartigen Hirntumor, Niereninsuffizienz, Schilddrüsenunterfunktion und hoher Hormonsubstitution, aber auch bei Stressbelastung erhöht. Seine Erhöhung unterdrückt die Sexualhormonbildung, verringert Libido und Fruchtbarkeit.

IGF 1

ist ein Wachstumsfaktor. Ist er erhöht, kann eine Hormonsubstitution eventuell leichter einen Tumor verursachen (z. B. Brustkrebs). Dafür verfügt der Körper über ein effizienteres Reparaturvermögen. Zum Beispiel werden schneller Umgehungskreisläufe nach einem Blutgefäßverschluss gebildet. Ist er erniedrigt, fällt es dem Körper schwerer, Fett einzuschmelzen, Muskeln aufzubauen und Heilungsprozesse einzuleiten.

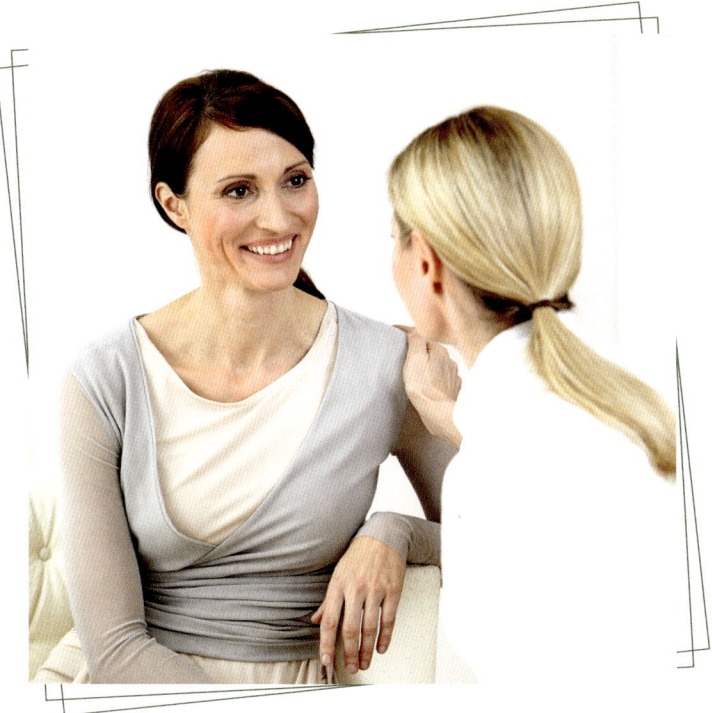

Anamneseerhebung

Immer wieder ist es erstaunlich, an wie viele Beschwerden sich besonders Frauen gewöhnt haben. Ihr Anspruch nicht zu jammern und immer funktionieren zu müssen lässt sie diverse Beeinträchtigungen ihres Wohlbefindens als gegeben und scheinbar unbeeinflussbar hinnehmen. Zu dieser Haltung trägt auch gerne ein gewisses Desinteresse des eiligen Kassenarztes bei, der nicht die Möglichkeit hat, sich langwierig und intensiv mit scheinbar belanglosen „Wehwehchen" auseinanderzusetzen.

Ein weiteres Phänomen ist die Gewöhnung an vergangene Krankheiten und Operationen, sodass diese oft nicht von selbst erwähnt werden. Erst die dezidierte Nachfrage weckt die Erinnerung an die Blinddarmoperation, Gebärmutterentfernung, Gebärmutterausschabung, Nasennebenhöhlenreinigung oder gar den ehemaligen Herzinfarkt.

Es empfiehlt sich daher, sich auch einmal selbst nach Abweichungen vom optimalen Gesundheitszustand zu befragen.

„SCANNEN" SIE SICH EINMAL GRÜNDLICH VON OBEN NACH UNTEN DURCH:

☐ Kopfschmerzen? Wann? Wo? Wie? Wie oft? Auslöser?
   Werden sie durch Bewegung und Aktion besser (= Spannungskopfschmerz)?
   Werden die Kopfschmerzen durch Ruhe und Finsternis (totstellen) besser
   (= Migräne-Verdacht)?

☐ Verstopfte Nase?

☐ Schnarchen, Schlafapnoe-Verdacht?

☐ Oft Herpes oder Aphten?

☐ Zahnschmerzen? Zahnfleischbluten? Mundgeruch, Mundgeschmack?

☐ Nackenverspannung?

☐ Kurzatmigkeit? Herzbeschwerden?

☐ Stechen in der Brust? Wo genau? Löst mechanischer Druck den Schmerz aus?
   Wie verhält er sich bei Belastung?

☐ Knoten in der Brust? Brustkrebs bei engen Verwandten?

☐ Aufstoßen? Sodbrennen? Völlegefühl?

☐ Magenschmerzen? Vor oder nach dem Essen?

☐ Stuhlgang? Wie oft? Konsistenz? Schleim? Farbe? Unverdautes? Blut?

☐ Blähungen? Winde? Morgens? Abends? Geruch?

☐ Bauchschmerzen? Wo? Wann? Wie oft? Zyklus-abhängig?

☐ Hämorrhoiden? Stuhl- oder Harninkontinenz?

☐ Schmerzen beim Geschlechtsverkehr? Wo?

☐ Scheidenpilz? Wie oft?

☐ Kreuzschmerzen nach längerem Liegen oder Sitzen? Oder bei Bewegung?

☐ Gefühlsausfälle in Beinen oder Händen?

☐ Lähmungen und/oder Muskelschwächen in Beinen oder Armen?

☐ Gelenksschmerzen?

☐ Muskelkrämpfe? Beim Liegen, langem Sitzen? Oder beim Gehen?

☐ Hautausschläge?

☐ Juckreiz? Wo?

☐ Hautschwellungen, Ödeme?

☐ Bilden sich leicht Blutergüsse?

☐ Schlafstörung? Einschlaf-, Durchschlafstörung? Zu welcher Uhrzeit?

☐ Müdigkeit? Morgens? Nach dem Essen? Immer?

[] Oft kalte Hände und Füße?

[] Oft Hitzegefühl? Schweißausbrüche?

[] Depression? Mit erkennbarer Ursache oder unerklärlich?

[] Stressbelastung? Beruflich? Privat?

[] Heißhunger? Wonach? Nach Süßem? Wie oft? Wie viel?

[] Wie viel Rohkost/Salat/Obst wird gegessen? Wann? Auch abends?

[] Wie viel Gemüse wird gegessen?

[] Wie viel Fleisch/Fisch/Huhn wird gegessen?

[] Wie viel wird getrunken und was (Wasser, Kaffee, Alkohol)?

[] Rauchen? Wieviel? Bei welcher Gelegenheit? Aufhörwille?

[] Medikamente? Auch Hormone, Vitamine, Mineralstoffe, Homöopathika usw.?

[] Allergien?

Um Beschwerden und Erkrankungen zu verstehen, ursächlich behandeln und die Therapie und Diät individuell anpassen zu können, bedarf es all dieser Informationen. Darüber hinaus gibt eventuell das allgemeine Verhalten der Patientin Auskunft über ihre Persönlichkeit und ihre Bereitschaft, sich zu öffnen und selbst aktiv an ihrer Gesundung und Gesunderhaltung mitzuwirken.

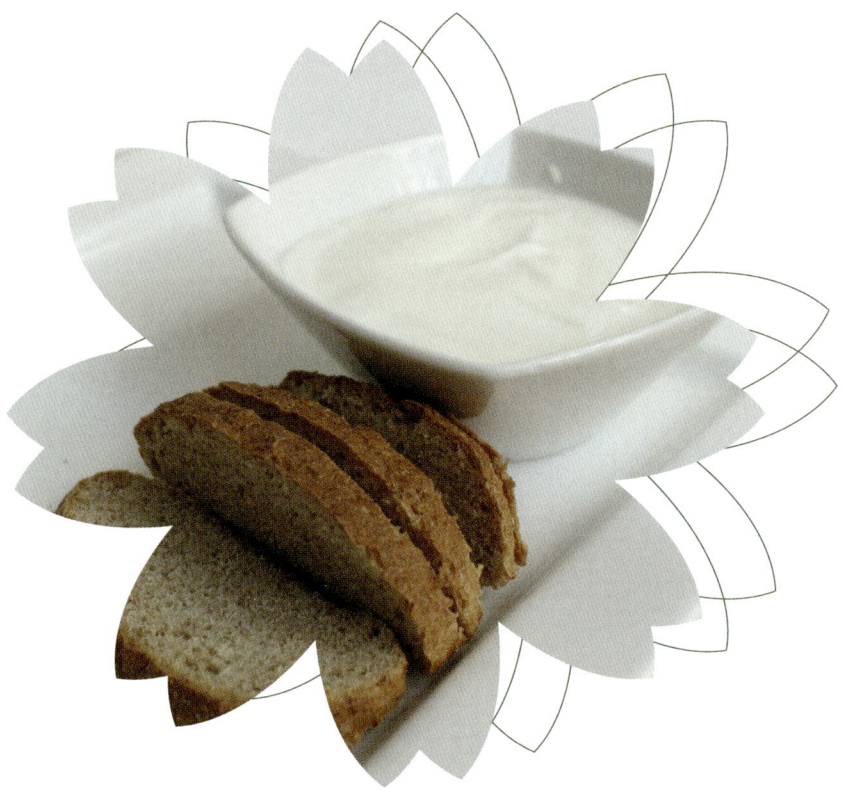

THERAPIE NACH F.X. MAYR: MILCHSEMMEL WAR EINMAL

Die F.X. Mayr-Therapie wurde ursprünglich als „Milch-Semmel-Diät" bekannt. Der Widerspruch zwischen gesunder Ernährung und trockenen Weißmehlsemmeln und oft unverträglicher Milch erregte die nötige Aufmerksamkeit, um dieser Methode eine große Bekanntheit zu verleihen. Dr. Franz Xaver Mayr hat diese Diät erst in seinen letzten Lebensjahren erwähnt und praktiziert. Er war einfach auf der Suche nach einem Kautrainingsinstrument, welches er in einer altbackenen Semmel fand. Da diese möglichst vollständig im Mund verdaut werden sollte, um den Darm zu schonen, wählte er eine einfache Weißmehlsemmel. Schließlich überlegte er sich, wie er alle nötigen Nähr- und Vitalstoffe möglichst monoton und konzentriert zuführen könne und entschied sich für die Milch. Immerhin kommt ein Mensch allein mit Milch gerade in jenem Lebensstadium aus, in dem seine

Zellen sich am schnellsten teilen und er am rasantesten wächst. Es muss also alles in der Milch sein, was für diese enorme Vitalität nötig ist.

Nun waren die Verhältnisse zu Mayrs Zeiten völlig anders als heute: Die Milch stammte von Kühen, die den ganzen Tag auf der Weide grasten und die kein künstliches Kraftfutter benötigten. Außerdem bezieht sich der hohe Wert der Milch auf die Muttermilch und nicht auf tierische Milch. Das Getreide enthielt weniger Gluten und keine hineingezüchteten Insektizide. Der Bäcker hatte mehr Zeit, den Teig ruhen zu lassen und somit enthielt das Brot weniger schwer verdauliche FODMAPs („fermentable oligo-, di-, monosaccharides and polyols").

Schließlich war der Mensch damals mit weniger Stress belastet, mit einem robusteren Immunsystem ausgestattet und litt weniger unter Allergien.

Trotzdem, hätte Dr. Franz Xaver Mayr damals Kenntnis vom heutigen Stand der Biochemie und Physiologie gehabt, er hätte seine Diät ebenfalls anders gestaltet.

Der große diätetische Leitsatz von F.X. Mayr lautet:
Richtige Ernährung = richtige Nahrung + richtige Verdauung

Immer schon war es Dr. F.X. Mayr wichtiger, dass die Nahrungsmittel ordnungsgemäß verdaut werden als dass ihre Zusammensetzung optimal ist. „Der beste Brennstoff nützt nichts, wenn der Ofen verrußt ist."

Heute steht uns ein enormes Wissen über die Biochemie und Physiologie in unserem Körper zur Verfügung, welches diverse Justierungen der F.X. Mayr-Therapie erfordert und ermöglicht. Schon Hippokrates schrieb: „Die Nahrung sollte unsere Medizin sein." Diesen Aspekt müssen wir berücksichtigen und zwar nicht im alleinigen Glauben, dass alles gut ist, wenn richtig gegessen und verdaut wurde, sondern auch als kritische Betrachter der Inhaltsstoffe unserer Lebensmittel.

Eine grundlegende Revolution brachte die Erkenntnis, dass ein Zuviel an Kohlenhydraten fast alle Zivilisationskrankheiten fördern kann. Die mittlerweile allgemein bekannte LOGI-Pyramide hat die alte Ernährungspyramide abgelöst. LOGI steht hier für low glycemic index und bedeutet, dass kurzkettige, schnell verdaubare Kohlenhydrate gemieden werden sollen und dafür Gemüse, gute Öle und wertvolle Eiweiße im Vordergrund unserer Ernährung stehen sollen. Inzwischen wurde der „glykämische Index" noch präzisiert, indem er in Relation zur

Menge der Kohlenhydrate in den verschiedenen Lebensmitteln gestellt wird. Daraus ergibt sich die eigentlich relevante glykämische Last. Es kommt also nicht nur darauf an, dass die in den Nahrungsmitteln enthaltenen Kohlenhydrate nicht so schnell aus dem Darm ins Blut aufgenommen werden, sondern auch, wie viele davon überhaupt enthalten sind. So hat z. B. die Karotte zwar einen hohen glykämischen Index, aber eine niedrige glykämische Last, da nur relativ wenige Kohlenhydrate enthalten sind. Da Frauen besonders leicht eine unentdeckte Zuckerkrankheit in sich tragen können, kommt ihnen diese Ernährungsphilosophie besonders entgegen.

Glykämischer Index versus Glykämische Last:

Produkt	Glyk. Index	Portion Gramm	Glyk. Last pro Portion	Glyk. Last pro 100g
Cornflakes	81	30	20	66
Haferflocken, gekocht in Wasser	55	250	13	5
Porridge aus Instant-Haferflocken	79	250	21	8
Brot aus gemahlenem Weizen	75	30	11	36
Weizenvollkornbrot, gemahlen	74	30	9	30
Roggenbrot mit ganzen Körnern	41	30	5	17
Langkorn-Reis, gekocht	60	150	25	17
Basmati-Reis, gekocht	57	150	22	15
Jasmin-Reis, gekocht	109	150	46	31
Spaghetti weiß, gekocht	49	180	24	13
Vollkornspaghetti, gekocht	42	180	17	9
Wassermelone	80	120	5	4
Ananas	66	120	6	5
Kiwi	58	120	7	6
Banane	47	120	11	9
Orange	40	120	4	3
Aprikosen	34	120	3	3
Apfel	39	120	6	5
Kartoffelbrei, instant	87	150	17	11
Kartoffeln, gekocht	82	150	15	10

Kartoffeln, gebacken	86	150	22	15
Zuckermais, gekocht	52	80	9	11
Grüne Linsen, gekocht	37	150	5	3
Karotten, roh und gekocht	39	80	2	3
Milchshake (Milch und Früchte)	35	250	11	4
Vanillepudding, instant	40	100	6	6
Naturjoghurt	19	200	3	2
Vollmilch	31	250	4	2
Orangensaft	50	250	12	5
Isotonisches Sportgetränk	70	250	13	5
Cashew-Nüsse	25	50	3	6
Haushaltszucker	65	10	7	70
Schokoriegel	68	60	27	45
Nussnougatcreme	29	20	3	15
Kartoffelchips	56	50	12	24

Ein weiterer Aspekt ist das auf dem Markt vorherrschende Hochleistungsgetreide. In dieses wurde die Fähigkeit hineingezüchtet, selbst ein Pestizid zu produzieren. Dieses kann als Amylase-Trypsin-Inhibitor unsere Verdauungsleistung hemmen. Die Forschung hat außerdem entdeckt, dass das Klebereiweiß des Getreides, das berühmte Gluten, die Darmschleimhaut undicht macht, indem es die Darmepithelzellen zur Bildung von Zonulin anregt, welches wiederum die Verbindungsstellen zwischen den Zellen auflöst. Das bereits beschriebene Leaky-Gut-Syndrom ist somit erklärt – eine der Hauptursachen für das bei Frauen so häufige Reizdarmsyndrom und diverse Lebensmittel-Intoleranzen.

All das sind Gründe dafür, dass in der F.X. Mayr-Diät weniger Getreideprodukte verwendet werden und auf Gluten weitgehend verzichtet wird. Wichtig ist der Kautrainer, mit dessen Hilfe das gründliche Kauen und Einspeicheln geschult und der Darm geschont wird.

Die F.X. Mayr-Therapie ist jedoch weit mehr als eine diätologische Medizin. Die manuelle Behandlung des Bauches durch den F.X. Mayr-Arzt, die Zufuhr von fehlenden Vitalstoffen, die Schulung eines gesunden Lebensstils und vor allem die psychologische Betreuung und Beratung sind essenzielle Bestandteile dieser ganzheitlichen Methode.

Die F.X. Mayr-Therapie basiert auf vier Säulen, die im Folgenden näher erläutert werden sollen:
SCHONUNG, SÄUBERUNG, SCHULUNG und SUBSTITUTION.

SCHONUNG

Sie wird vor allem durch die Zusammenstellung der Diät und die Art der Nahrungsaufnahme bewirkt. Schonung beginnt damit, in Ruhe und Bewusstheit zu essen, die Mahlzeit gründlich zu kauen – jeden Bissen mindestens dreißigmal. Die diätetische Einstellung reicht von Teefasten über die MayrPrevent® Diät bis hin zur GourMed® Cuisine. Die Verordnung der Diätform wird ganz individuell vorgenommen und richtet sich nach der Konstitution und dem Gesundheitszustand der Patientin. Vermieden werden soll auf jeden Fall die Überforderung des Verdauungssystems mit der Folge von Gärungs- und Fäulnisprozessen. Ganz entscheidend für den Erfolg ist bei allen reduzierenden Diäten die absolute Freiwilligkeit! Fasten ist nicht Hungern! Im Stresszustand des Hungerns laufen ganz andere Vorgänge im Körper ab, wodurch das Hungern nur kurz toleriert wird und bald zu gesundheitlichen Schäden führen kann. Das freiwillige Fasten hingegen kann lange durchgeführt werden und schafft eher Gesundung und Stärkung statt Schwäche.

Die Diätstufen

Ein wichtiger Bestandteil der F.X. Mayr-Therapie ist die Diätetik. Hier geht es vor allem um folgende Eigenschaften der Diät:
· schonend, nicht Darm reizend
· leicht verdaulich
· nur mild gewürzt, um die Geschmacksnerven zu regenerieren
· im Säure-Basen-Gleichgewicht (nicht übersäuernd)
· gesunde Nahrungsmittel
· Monotonie
· angepasste Kalorienreduktion
    Es gibt zwei Hauptgruppen der Diät:
· MayrPrevent® Diät
· GourMed® Cuisine

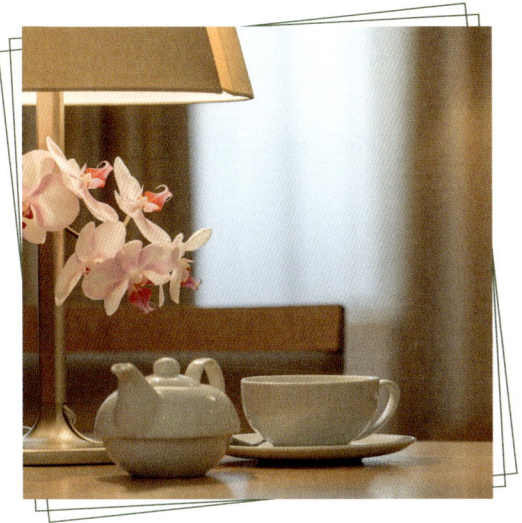

Die MayrPrevent® Diät

Die MayrPrevent® Diät hat sich aus der ursprünglichen Milch-Semmel-Diät entwickelt und stellt die strengere Diätform dar. Mit ihr wird der Verdauungstrakt besonders intensiv geschont und die Kauschulung besonders intensiv praktiziert. Diese Intensivdiät wird vor allem bei relativ vitalen Gästen und bei längerem Aufenthalt gewählt. Sie erfordert nämlich eine langsamere Ausleitung in die normale Alltagskost, welche über die GourMed® Cuisine geschieht.

Die Diät besteht aus einem Kautrainer z. B. ein altbackenes, glutenarmes Brötchen oder auch Kokoschips und einer Eiweißzulage (z. B. Joghurt). Sie wird morgens und mittags serviert.

DIE ERNÄHRUNGSWEISE IN DER MAYRPREVENT® DIÄT
· jeden Bissen des Kautrainers 30 bis 40 mal kauen
· vor dem Schlucken einen Teelöffel Eiweißzulage einnehmen
· gut im Mund durchmischen
· schlucken
· niemals das Eiweiß ohne den vorgekauten Kautrainer einnehmen
  (z. B. falls das Brötchen schon aufgegessen ist und noch Joghurt übrig ist)
Wenn ein Sättigungsgefühl verspürt wird, mit dem Essen aufhören (kann oft schon nach einem halben Brötchen vorkommen).

DIESES RITUAL BEWIRKT
- Schonung des Magen-Darm-Traktes
- Erlangung einer neuen Geschmackssensibilität
- Kauschulung
- bessere Speichelproduktion
- Erlernen des natürlichen Sättigungsgefühls
- langsames, entspanntes, bewusstes Essen

DIE 4 STUFEN DER MAYRPREVENT® DIÄT

0 =   Teefasten
1 =   morgens und mittags:
      Kautrainer mit Eiweiß
2/1 = wie 1 aber mit Zulage
2/2 = wie 2/1 mit Basensuppe zu Mittag

Bei Bedarf kann der Arzt auch ein Abendessen verordnen. Ab und zu wird z. B. die Basensuppe von 2/2 statt mittags oder zusätzlich abends gegeben.

DER KAUTRAINER

besteht meist aus einem Brötchen mit bestimmten Eigenschaften. Damit dieses lange gekaut, entsprechend gut eingespeichelt werden kann und es weniger FODMAPs enthält, muss es altbacken sein. Das heißt, dass es ca. drei Tage alt sein muss. Um die richtige Konsistenz zu erlangen, muss es im frischen Zustand in Scheiben geschnitten werden und dann in eine Folie verpackt werden. Je nach Luftfeuchtigkeit kann es etwas zu trocken oder zu weich werden.

Folgende Mehlsorten kommen in Frage:

Glutenfrei: Buchweizen, Reis, Mais, Hirse, Amarant, Quinoa, Teff (Zwerghirse aus Äthiopien). Buchweizen hat sich am besten bewährt.

Nicht glutenfrei: Dinkel, Gerste, Grünkern, Kamuth, Roggen (enthält nur 1/3 so viel Gluten wie Weizen oder Dinkel), Hafer (enthält allerdings ein besser verträgliches Gluten).

Weizen ist nicht erlaubt, da dieses Hochleistungsgetreide besonders viel Gluten und diverse hineingezüchtete Insektizide (wie z. B. die Amylase-Trypsin-Inhibitoren) enthält.

EIWEISSZULAGE

Eine wertvolle Eiweißzulage verhindert ein vorübergehendes Absinken der Immunabwehrkraft, einen eventuell leichten, anfänglichen Muskelabbau und stärkt viele wichtige Prozesse im Körper. Mit einer Eiweißzulage treten meist weniger so genannte Kurkrisen auf.

Normal: Schafsjoghurt, Ziegenjoghurt, Kuhmilchjoghurt, Sojajoghurt

Bei Kasein-Unverträglichkeit: keine tierischen Milchprodukte, stattdessen: Sojajoghurt, Mandelmilch, Kokosmilch/-fleisch

Bei Laktoseintoleranz: Laktase in Schafsjoghurt geben oder fertiges laktosefreies Joghurt (Minus-L Produkte), Sojamilch, Reismilch, Hafermilch, Mandelmilch, Kokosmilch/-fleisch

Weitere Zulagen bei 2/1 und 2/2 Diät

(d.h. zusätzlich zur Eiweißzulage von Diät 1)

Pro Mahlzeit eine der angeführten Zulagen (ca. 50 g pro Zulage):

· Vitaminaufstrich (Karotten-Sellerie-Frischkäse-Aufstrich)
· Avocadoaufstrich
· Olivenaufstrich
· Lachsaufstrich
· Putenbrust
· Graved Lachs
· Olivenöl (Omega-9 Fettsäuren)
· Leinöl (Omega-3 Fettsäuren)
· Nach ärztlicher Verordnung: Meersalz oder Steinsalz
  (hält mehr Wasser im Gewebe)

BASENSUPPE

Diese pürierte Gemüsesuppe ist basisch und stellt dem Körper wertvolle Mineralstoffe, Vitamine und sekundäre Pflanzenstoffe zur Verfügung. Sie wird warm serviert und führt dem Körper somit Wärme zu. Im Gegensatz zu herkömmlichen Suppen darf die Basensuppe folgende Substanzen nicht enthalten: Zwiebel, Lauchgemüse, Hülsenfrüchte, Kraut- und Kohlgemüse, Fleischbrühe, tierische Fette, Fertigprodukte, Einbrenn (= Mehl + Fett + Wasser aufgekocht), Hefeextrakt, Geschmacksverstärker, Konservierungsstoffe, Suppenwürfel.

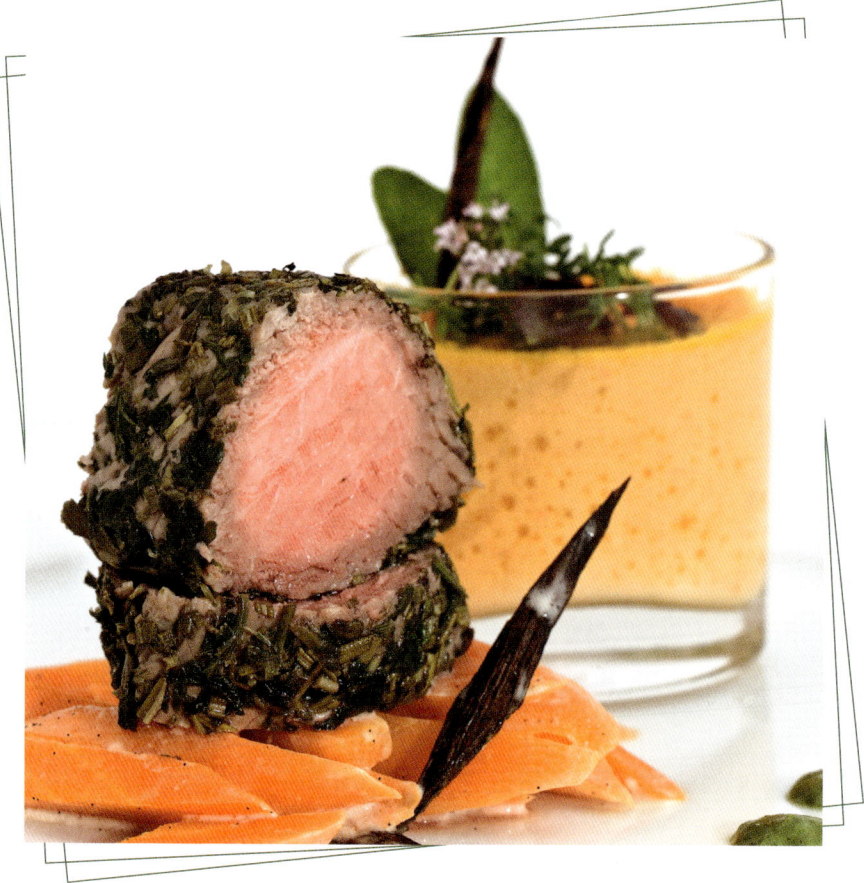

GourMed® Cuisine

Die GourMed® Cuisine ist eine erweiterte Kostform, bietet bereits warme Haupt-gänge und eignet sich zur Überleitung in eine gesunde Alltagskost. Sie wird bei ge-schwächten oder kranken Patientinnen und bei einem kürzeren Aufenthalt häufig schon von Anfang an verordnet. Die GourMed® Cuisine zeigt eindrucksvoll, dass gesunde und heilsame Ernährung nichts mit Askese, Lustlosigkeit und Verzicht zu tun hat. Im Gegenteil, hier finden wir zur wahren Sensibilität des Gaumens und gesundem Genuss zurück.

IHRE EIGENSCHAFTEN SIND

- Magen-Darm schonend
- leicht verdaulich
- im Säure-Basen-Gleichgewicht
- berücksichtigt alle Intoleranzen
- enthält wertvolle Eiweiße
- enthält wertvolle Öle
- abends keine Rohkost
- kohlenhydratreduziert
- frei von Süßspeisen
- fruktosearm
- laktosefrei
- histaminarm
- glutenarm
- immer mit Gemüse
- selbst therapeutisch wirksam
- kann kalorisch gut individuell angepasst werden
- ermöglicht den sanften Übergang in eine gesunde Alltagsernährung

SO WIRD DIE GOURMED® CUISINE GEGESSEN

- langsam essen
- gut kauen und einspeicheln
- aufhören, wenn Sättigungsgefühl verspürt wird
- nichts dazu trinken
- nicht sprechen
- schmecken und genießen

ES GIBT FOLGENDE 4 STUFEN DER GOURMED® CUISINE

3/0 =   morgens: Kautrainer mit Eiweißzulage wie bei MayrPrevent® 2/1

mittags: Gemüsecremesuppe (Basensuppe) mit warmem Hauptgang als Trennkost (Eiweiß nicht mit Kohlenhydraten zusammen)

abends: Basenbrühe oder Kräutertee

3/1 =   morgens: wie bei MayrPrevent® 2/1

mittags: wie bei MayrPrevent® 3/0

abends: kleiner warmer Hauptgang ohne Kohlenhydrate

3/2 =   morgens: wie bei MayrPrevent® 2/1

mittags: Gemüsecremesuppe (Basensuppe) mit warmem Hauptgang nicht mehr als Trennkost

abends: kleiner warmer Hauptgang ohne Kohlenhydrate

3/3 =   morgens: wie bei MayrPrevent® 2/1 plus Ei, gemahlenes Müsli, Hirsebrei, Früchte

mittags: 4-gängiges Menü mit Salat (Blattsalat und Tomaten) und ungesüßtes Dessert

abends: Gemüsecremesuppe und Hauptgang

DER HAUPTGANG IN DER GOURMED® CUISINE

Es gibt immer Fleisch, Fisch oder vegetarisch zur Auswahl. Es gibt prinzipiell kein Schweinefleisch, keine Innereien und keine Wurstwaren.

MENGEN DES HAUPTGANGES

Fleisch: ca. 100g

Fisch: ca. 200g

Gemüse: ca. 1 Hand voll

GEMÜSE IN DER GOURMED® CUISINE

Gut bewährt haben sich in der Anfangsphase Wurzelgemüse, Zucchini, Kürbis, Rote Beete, Fenchel, gedünsteter Blattsalat. Paprika und Tomaten müssen geschält werden. Frische Kräuter zur Würzung sind die einzige erlaubte Rohkost.

Im Gegensatz zur gehobenen Küche müssen die Gemüse bei der GourMed® Cuisine immer weich gedünstet werden und dürfen nicht bissfest sein. Dadurch sind sie leichter verdaulich und es kommt nicht so leicht zu Gärungsprozessen im Darm.

Nicht erlaubt sind

- Lauchgemüse
- Krautgemüse
- Maiskörner
- Kohlgemüse
- Hülsenfrüchte
- Zwiebel
- ungeschälte Paprika
- Mangold
- Knoblauch

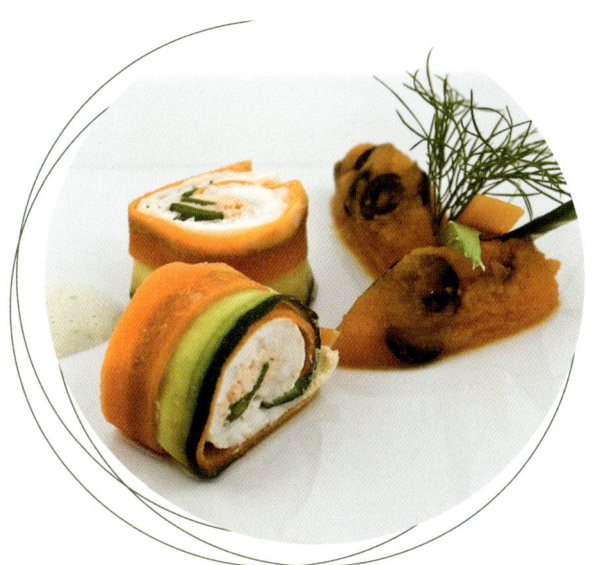

ZUBEREITUNG DER GOURMED® CUISINE:

Die Zubereitung der Speisen ist ein wesentlicher Faktor für deren Bekömmlichkeit und leichte Verdaubarkeit. Der tatsächliche Beginn der Verdauung findet nämlich in der Küche statt und nicht erst im Mund. Daher gelten folgende Regeln, die teilweise alteingesessene Gewohnheiten verwerfen:

- nichts frittieren
- nichts panieren
- keine Schwitze (Einbrenn) machen
- möglichst wenig Fett zum Braten verwenden
- gute Öle erst über fertiges Essen geben
  (dadurch werden sie nicht durch Hitze zerstört)
- Butter nur schmelzen, aber nicht braun werden lassen
- Gemüse dünsten (am besten im Dampfgarer)
- Frischkräuter verwenden
- sparsam salzen (außer wenn vom Arzt anders verordnet)
- nicht scharf würzen
- kein Schweinefleisch, keine Wurstwaren, keine Innereien, kaum tierisches Fett

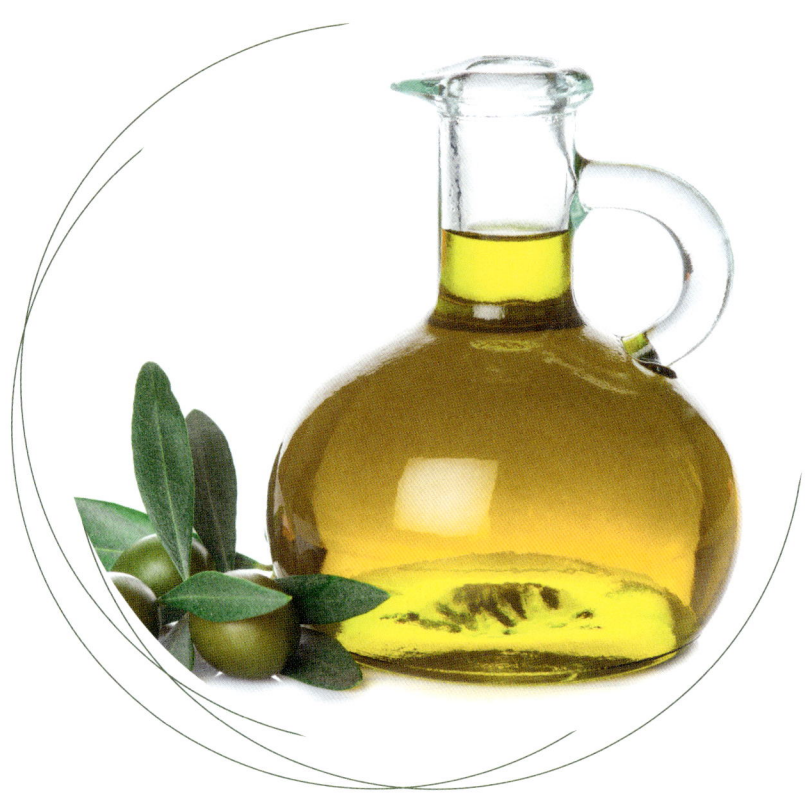

Gute Öle und Fette

- Olivenöl: kann bis 180° erhitzt werden   ⎫ *enthalten*
- Rapsöl: kann auch erhitzt werden   ⎬ *einfach ungesättigte Omega 9*
- Butterschmalz (ausgelassene Butter):
  kann erhitzt werden
- Kokosfett: kann erhitzt werden
- Leinöl: nur kalt verwenden, muss frisch sein.   ⎫ *enthalten*
- Walnussöl: nur kalt verwenden   ⎬ *mehrfach ungesättigte*
- Hanföl: nur kalt verwenden   ⎭ *Omega 3 Fettsäuren*
- Weizenkeimöl: nur kalt verwenden, enthält viel Vitamin E

Säure-Basen-Tabelle

Es muss darauf geachtet werden, dass zumindest als Beilage immer basische Gemüse geboten werden. Ein Essen kann nie zu basisch, sondern höchstens zu sauer sein.

BASISCH
- die meisten Gemüse
- Kartoffel
- reifes Obst (außer Zitrusfrüchte)
- Kräutertees
- basische Mineralwässer

SAUER
- Getreideprodukte
- Spinatstängel, Mangold, Tomatenschalen, Rhabarber
- Fleisch, Fisch, Wurstwaren
- Fonds, Fleischbrühe, Consomé
- Käse
- Zucker
- Alkohol
- Kaffee
- Schwarztee
- Fruchtsäfte (industrielle)

NEUTRAL
- Fette, Öle, Nüsse, Milch, Sahne, Wasser

Eventuell nötige Zwischenmahlzeiten bei Untergewichtigen:
Reis, Kartoffel, Polenta, Hirse mit Olivenöl und Leinöl

Getränke während der F.X. Mayr-Therapie

Prinzipiell soll während einer F.X. Mayr-Therapie viel getrunken werden, um die Entgiftung über die Nieren zu fördern. Diese Flüssigkeitszufuhr soll jedoch zwischen den Mahlzeiten erfolgen. Zum Essen ist Trinken nicht ratsam, da ansonsten die Verdauungssäfte verdünnt und die Verdauungsleistung reduziert werden würden. Bis 15 Minuten vor und ab 1 Stunde nach dem Essen darf getrunken werden.

EMPFEHLENSWERTE GETRÄNKE

- Wasser
- Mineralwasser (mit möglichst wenig gelösten Mineralstoffen)
- Kräutertees (außer Kamille und Malve, da Kamille den Darm lähmt und Malve sauer ist)
- Malzkaffee
- Gemüsebrühe (Wasser, in dem Gemüse gekocht wurden)
- grüner Tee (hat viele gesundheitsfördernde Inhaltsstoffe, wegen seines Koffeingehalts ist er abends nicht ratsam)
- Kokoswasser aus der grünen Kokosnuss (nicht Kokosmilch!) ist basisch und reich an Kalium

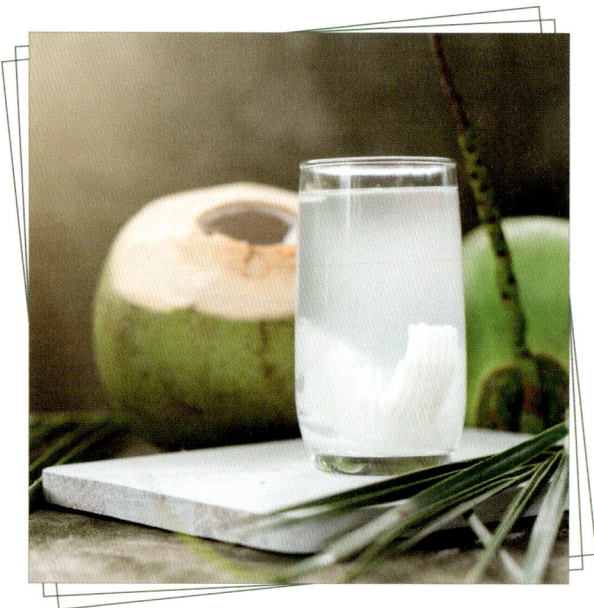

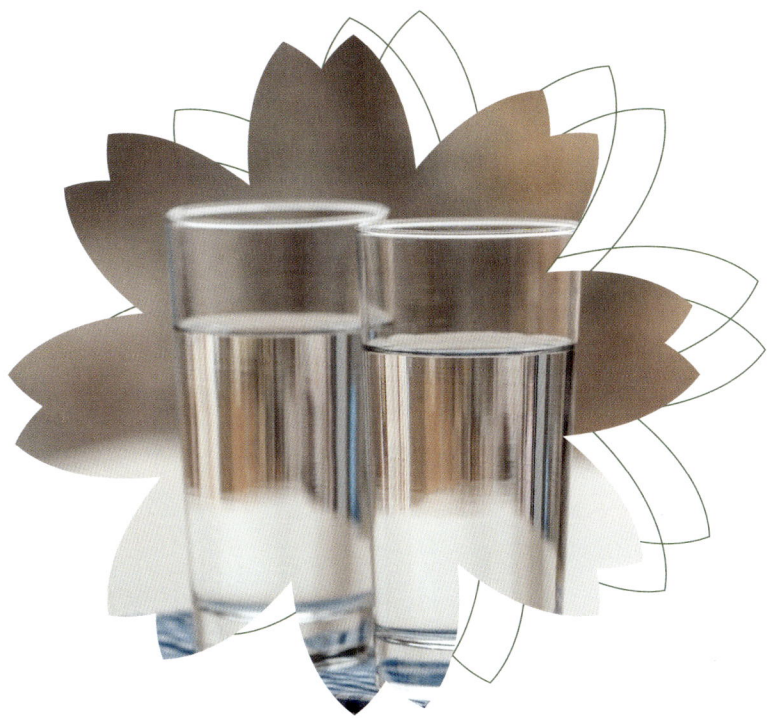

SÄUBERUNG

Jeden Morgen wird Bitterwasser (1 gestrichener Teelöffel Magnesiumsulfat, auf-gelöst in 0,25 l Wasser) getrunken. Diese salinische Berieselung des Darmes mit Magnesiumsulfat hat folgende positive Wirkungen:

- Der Darm wird gereinigt.
- Alter Stuhl wird von der Darmwand gelöst.
- Die Leber wird entgiftet, da sie mehr Galle ausscheidet.
- Ausscheidungspflichtige Substanzen werden nicht irrtümlich wieder ins Blut aufgenommen.
- Pathologische Darmbakterien werden ausgeschieden, gesunde Darmbakterien bleiben im Darm erhalten.
- Der Darm lernt wieder eine gesunde Aktivität (Peristaltik).
- Das Sulfat entgiftet allgemein den Körper.
- Bitterwasser wirkt appetitreduzierend, was die Reduktionsdiät erleichtert.

Das Trinken von im Schnitt drei Liter Wasser bzw. Kräutertees fördert die Ausscheidung harnpflichtiger Substanzen. Über die Nieren werden viele Substanzen
ausgeschieden, die so giftig sind, dass wir bei Nierenversagen relativ schnell sterben. Während die Lunge CO_2 abatmet, müssen sich die Nieren um die Entsäuerung des Körpers in Form von Ausscheidung der H^+-Ionen kümmern. Leben ist der
Kampf des Körpers gegen die H^+-Ionen, sagt ein ärztliches Sprichwort.

Wie stark der Körper während einer Mayr-Therapie entgiftet, zeigen Geruch und
Aggressivität von Stuhl, Harn, Atemluft, Schweiß und sogar Tränenflüssigkeit.

Der Stuhl kann alle möglichen Farben spielen:
· Sehr dunkelbraun: enthält viel Galle
· Grün: die Stuhlpassage war so schnell, dass die Galle nicht mehr in das braune
  Sterkobilin umgewandelt werden konnte
· Gelblicher Baby-Stuhl: durch das Joghurt bedingte Hellfärbung
· Orange: wenn Betacarotin in Nahrungsergänzungsmittel enthalten ist
  (z. B. bei Antioxidantien)
· Schwarz: hier muss auf Blut im Stuhl untersucht werden
· Rotes Blut im Stuhl: meist durch Hämorrhoiden verursacht. Es kann aber auch
  ein gutartiger oder bösartiger Tumor im Enddarm die Ursache sein.

EINKEHR, SELBSTREFLEXION
Schließlich bewirken die Beschäftigung mit sich selbst, die Sensibilitätssteige-
rung und die Zeit zum Nachdenken eine Reinigung der eigenen psychischen Situation. Dadurch werden Selbstfindung, Neuorientierung und die Lösung von alten,
verdrängten Problemen gefördert.

Wenn wir einmal bemerkt haben, mit wie viel seelischem Müll und scheinbar
unveränderbaren Gegebenheiten wir uns belasten, können wir nach einer Neu-
ordnung unserer Prioritäten mit einer gewissen Leichtigkeit des Seins unsere
ureigenen Bedürfnisse wiedererkennen und befriedigen lernen. Gerade Frauen
stellen sich irgendwann die Frage: „Und wo bin ich geblieben?" Mit einer neuen
Sensibilität und Liebe zu sich selbst ausgestattet, halten plötzlich ganz neue Qua-
litäten Einzug ins Leben, längst verschüttete Sehnsüchte werden wiedererweckt
und erfüllt, ohne dass die scheinbar so dominierenden Verpflichtungen vernach-

lässigt zu werden brauchen. Die neue Lebensfreude stärkt das Selbstbewusstsein und die Kraft für privaten und beruflichen Erfolg.

Eine zweite wichtige Reinigungshilfe ist die ärztliche manuelle Bauchbehandlung mit abdomineller Lymphdrainage und Förderung der Entgiftung in den Darm hinein (siehe S. 119 ff.).

SCHULUNG

Das gründliche Kauen und Einspeicheln der Nahrung (und hierfür eignet sich nach wie vor am besten das altbackene Brötchen) und die relativ große Trinkmenge zwischen den Mahlzeiten führen zu einem gesunden Essverhalten. Die Patientin lernt, dass nur zu schnelles Essen es ermöglicht, zu viel zu essen. Das sehr langsame Essen, gründliche Kauen und Einspeicheln führt zu einem raschen Sättigungsgefühl und oft erscheint sogar die relativ geringe Menge der Intensivdiät nach F.X. Mayr schon als fast zu viel.

Oft verwechseln wir Durst mit Hunger. In der F.X. Mayr-Therapie wird erfahrbar gemacht, um wieviel wohler wir uns fühlen, wenn wir mehr trinken und nicht stattdessen essen. Frauen neigen zu einer zu geringen Trinkmenge und begünstigen damit Stuhlverstopfung und trockene Haut. Während der Therapie nach F.X. Mayr geht das genügende Trinken in Fleisch und Blut über und die Frau muss sich danach nicht mehr bewusst zum Trinken zwingen.

Das Erlernen der richtigen Zubereitung der Mahlzeiten verspricht eine nachhaltig gesündere Ernährung. Das Essen wird wieder zu einem kulinarischen Hochamt mit Gesundheitswert!

Die Frau lernt darüber hinaus, öfters mal „Nein" zu sagen und die eigenen Bedürfnisse in den Vordergrund zu stellen, ohne die ihr auferlegten Verantwortungen und Pflichten zu vernachlässigen. Damit verbessern sich das Lebensgefühl und die Lebensqualität entscheidend.

Die ärztliche manuelle Bauchbehandlung schult darüber hinaus die Zwerchfellatmung, welche von vielen Menschen gar nicht mehr spontan praktiziert werden kann, obwohl sie eigentlich die natürliche Ruheatmung wäre. Die Zwerchfellatmung ist eine wichtige Unterstützung für den Lymphfluss und die Durchblutung des Bauchraumes. Darüber hinaus beginnt der Darm auf den Impuls der manuellen Bauchbehandlung hin mit einer Funktions- und Spannungsnormalisierung zu antworten.

SUBSTITUTION

Da die Menschen, bedingt durch falsche Essgewohnheiten, Fastfood, Stress, sauren Regen, Ausbeutung der Böden usw. immer häufiger unter einem Mangel an Mineralstoffen, Vitaminen und Basenreserven leiden, ist die individuelle Substitution von Basen, Mineralstoffen und Vitaminen ein fixer Bestandteil der F.X. Mayr-Therapie geworden.

BASENPULVER

Hierbei handelt es sich um ein Mineralstoffgemisch, welches vor allem Natriumhydrogencarbonat, Kaliumhydrogencarbonat, Calciumcarbonat und Magnesiumcitrat enthält. Es wirkt einer Fastenazidose (Übersäuerung während des Fastens) entgegen und bekämpft erfolgreich eine inzwischen sehr häufig zu beobachtende latente Gewebsazidität. Außerdem bremst es ein abendliches Hungergefühl. Wie die Lanser Säure-Basen-Studie beweist, werden Gelenks- und Muskelschmerzen, Herzbeschwerden, Bauchbeschwerden, Bluthochdruck, Hautausschläge, Juckreiz, Schlafstörungen u.s.w. durch Basenpulver positiv beeinflusst. Die intrazelluläre Basenpufferkapazität stieg durch die Gabe von Basenpulver signifikant an. Das heißt, dass dadurch wieder genügend Basen in den Zellen vorhanden sind, die eventuelle Übersäuerungen abpuffern können.

Sogenannte Kurkrisen mit Kopfschmerzen und Übelkeit in den ersten drei Tagen hatten nur 30 % der Basenpulver-Gruppe, jedoch 70 % der Placebo-Gruppe.

FASTENKRISEN
Kopfschmerzen, Übelkeit, Muskelkrämpfe

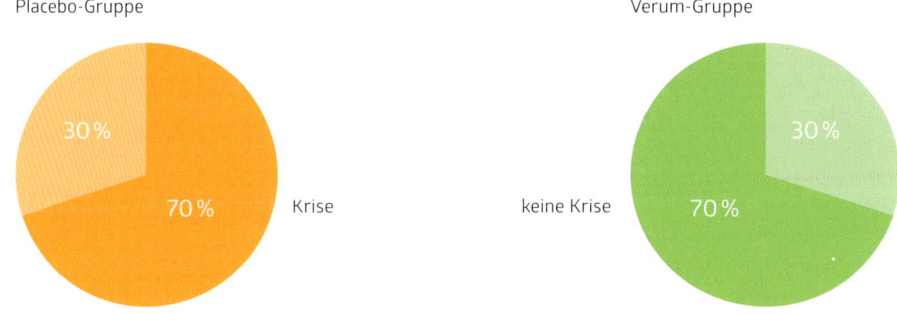

Placebo-Gruppe

Verum-Gruppe

30 %

70 % Krise

keine Krise

30 %

70 %

INTRAZELLULÄRE BASENPUFFERKAPAZITÄT

Die Gabe von Basenpulver führte die Patienten aus einer latenten Gewebsacidose von unter 20 mmol/l heraus

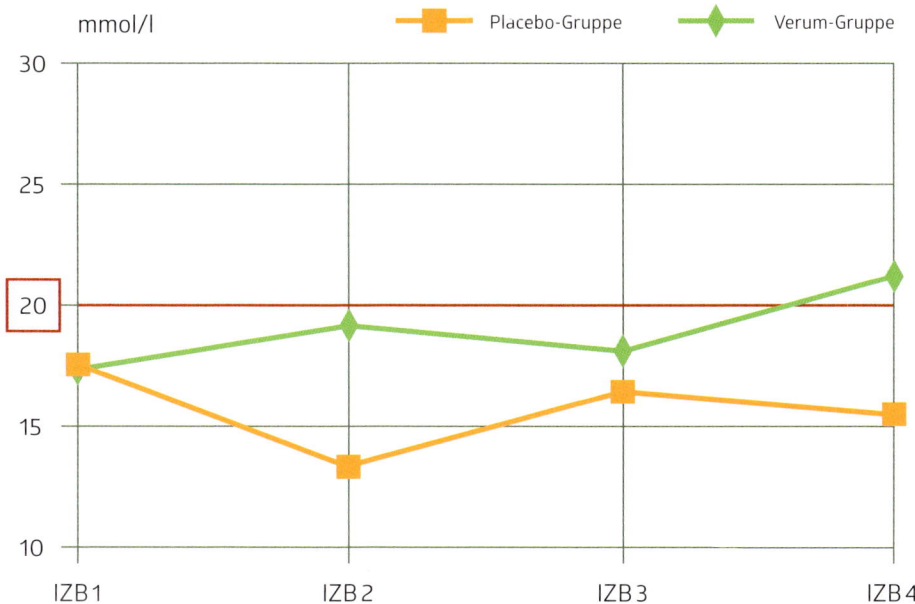

Interessant ist, dass trotz eines Gehaltes von 48 % Natriumbikarbonat der Serum-Natriumspiegel bei Basenpulvergabe im Vergleich zur Placebo-Gruppe sank.

Das rührt daher, dass in der Niere die Na^+-Ionen Ausscheidung mit der H^+-Ionen Ausscheidung konkurriert und Chlorid nötig ist, um Na^+ rückresorbieren zu können. Natriumbikarbonat (auch Natriumhydrogenkarbonat genannt) ist daher auf keinen Fall mit Natriumchlorid (Kochsalz) in seinem Einfluss auf den Blutdruck gleichzustellen. Daher muss bei vorhandenem Bluthochdruck keine Angst vor natriumreichen Mineralwässern bestehen. Auch Entzündungsparameter und Cholesterin fielen in der Basenpulver-Gruppe signifikant stärker ab.

Üblicherweise wird dreimal täglich ein Teelöffel Basenpulver in 0,25 l Wasser zwischen den Mahlzeiten verordnet. Bei Fäulnisdyspepsie im Darm, Gastritis und ausgeprägtem Reizmagen wird kein Basenpulver gegeben.

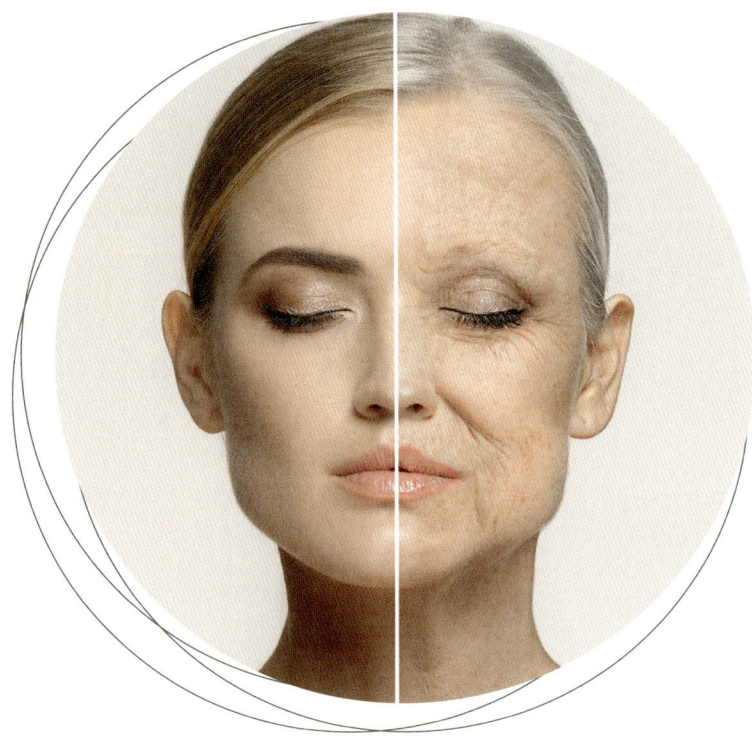

KOCHSALZ

Die sogenannten Dystrophikerinnen, also Frauen mit dünner Haut, eher astheni-
scher Konstitution, geringer Drüsenaktivität (trockene Haut und Schleimhäute)
und niedrigem Blutdruck benötigen mehr Kochsalz. Sie sollen das Essen zusätzlich etwas salzen.

MAGNESIUM

Viele Mitteleuropäer leiden unter einem Magnesiummangel, ohne es zu wissen.
Im Blutlabor kann man nämlich die tatsächlichen Magnesiumreserven im Körper
nicht seriös feststellen. Magnesium ist unter anderem für die Entspannung der
Muskulatur notwendig. Ein Mangel verursacht die bekannten Wadenkrämpfe
bei Ruhe, also vornehmlich nachts. Oft macht er sich aber lediglich in Form eines
indifferenten Ziehens in den Beinen bemerkbar. Da alle Muskeln Magnesium zur
Entspannung benötigen, können durch seine Substitution auch Menstruations-

beschwerden verringert werden. Das Herz dankt eine Magnesiumzufuhr ebenso, wird es doch nur in der Diastole (also im Entspannungszustand) durchblutet. Auch das Immunsystem benötigt Magnesium dringend! Wenn dem Magnesium noch etwas Kalium hinzugefügt wird, kann es besser in die Zellen aufgenommen werden. Am besten bioverfügbar ist Magnesium als Citrat.

ANTIOXIDANTIEN

Diese Vitamine helfen, das Unwesen freier Sauerstoffradikale einzudämmen. Besonders bei chronischen Entzündungen und Gefäßverkalkung ist ihre Verabreichung sinnvoll. Es soll darauf geachtet werden, dass sekundäre Pflanzenstoffe dabei sind, die die Wirkung der Vitamine potenzieren.

ZINK

Zink wird vor allem von Haaren, Nägeln, Haut und vom Immunsystem benötigt. Bei brüchigen Haaren, Haarausfall, brüchigen Fingernägeln und Hautentzündungen bzw. schlecht heilenden Wunden hilft Zink. Biotin unterstützt diese Wirkung zusätzlich.

VITAMIN B12

kommt ebenfalls häufig zur Anwendung. Sein Mangel bewirkt nicht nur eine Anämie (Blutarmut), sondern insgesamt einen Energiemangel und eine Schwächung der Zellkraftwerke (Mitochondrien). Da Vitamin B12 vor allem im letzten Teil des Dünndarms resorbiert wird, kann auch eine Irritation dieses Darmabschnittes einen Mangel begünstigen. Eine Funktionsstörung der Ileocoekalklappe, des Rückschlagventils zwischen Dünndarm und Dickdarm, führt oft zu einem illegalen Rückfluss von Stuhl aus dem Dickdarm in den letzten Teil des Dünndarms, was diesen irritiert und in seiner Funktion beeinträchtigt. Und schon haben wir einen Grund für einen Vitamin-B12-Mangel. Da in diesem Fall ja die Aufnahme des Vitamins aus dem Darm gestört ist, nützt hier die orale Zufuhr in Form von Kapseln oder Tabletten nichts. Hier muss das Vitamin B 12 als Injektion gespritzt werden. Hydroxycobalamin oder Methylcobalamin sind da gegenüber dem Cyanocobalamin zu bevorzugen. Natürlich gibt es noch einige andere Gründe für einen Mangel, wie z. B. eine zu geringe Produktion des Intrinsic Factors, eines Hilfsstoffes, der im Magen gebildet wird, um dem Vitamin B12 die Aufnahme zu erleichtern.

HORMONE

Eine streng und nach Vorgaben der Anti-Aging-Medizin beurteilte Laboranalyse ist die Basis für die Substitution von Hormonen. Hierbei wird oft viel zu viel an das Östrogen gedacht. Dabei ist die Verabreichung von natürlichem Progesteron in gewissen Fällen viel wirksamer gegen diverse Alterserscheinungen der Haut und des Bindegewebes.

Aus der Vorstufe der Sexualhormone, dem DHEA, holt sich der Körper jene Hormone, die er benötigt. Bei Frauen ist das vor allem Testosteron. Dieses männliche Sexualhormon unterstützt den Fettabbau und den Muskelaufbau und verleiht insgesamt mehr Antrieb und Libido. Außerdem hilft es, die Gedächtnisleistung zu verbessern.

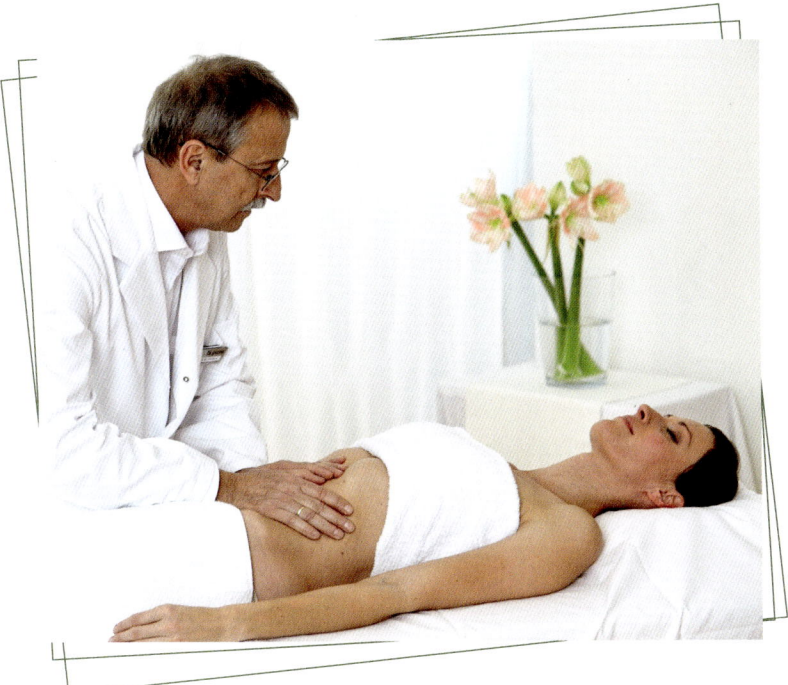

Die manuelle Bauchbehandlung

Sie ist ein essentieller Bestandteil der F.X. Mayr-Therapie und darf ausnahmslos nur von entsprechend ausgebildeten Ärzten durchgeführt werden. Sie ist keine Massage, sondern eine wichtige und sensible ganzheitliche Behandlung mit folgenden Wirkungen:

ABDOMINELLE LYMPHDRAINAGE

Hiermit wird besonders das Radixödem, also die Lymphstauung im Aufhänge-apparat des Darms, verkleinert und der Lymphfluss insgesamt verstärkt. Da die Lymphe die Müllabfuhr Nummer eins in unserem Körper ist, stellt die Bauchbe-handlung bereits durch diese Wirkung eine effiziente Entgiftungsarbeit dar.

DURCHBLUTUNGSFÖRDERUNG IM BAUCHRAUM

Damit werden Verkrampfungen des Magen-Darmtraktes gelöst, chronische Ent-zündungen aufgearbeitet und seine Regeneration gefördert. Die Verbesserung der

Durchblutung ist ebenfalls eine Voraussetzung für die Ausscheidung von Stoff-
wechselrückständen über den Darm.

AKTIVIERUNG DER ZOTTENPUMPE

Der Transport von Lymphe, Stoffwechselendprodukten und anderen ausschei-
dungspflichtigen Substanzen über die Darmzotten in den Darm hinein wird verstärkt und somit die Entgiftung des Körpers gefördert.

TONISIERUNG DES DÜNNDARMS

Ein tonisierter Darm ist die Voraussetzung für eine gute Verdauungsfunktion!
Erst dadurch wird die Verweildauer des Stuhls nicht verzögert und der Darm
hängt nicht, Säcke bildend, im Unterbauch herum. Frauen leiden verstärkt unter
einem schwächeren Bindegewebe und damit unter einem erweiterten, verlän-
gerten, schlaffen Darm. Ist der Darm zu schlaff, sein Tonus zu schwach, kann der
Stuhl länger als erwünscht in ihm liegen bleiben, und schon droht die bei Frauen
so häufige Stuhlverstopfung. Der Darm hängt dann weiter nach unten und drückt
auf die Blase und die inneren Geschlechtsorgane. Harninkontinenz und Regelbe-
schwerden können damit erklärt werden. Die Bauchbehandlung wird deshalb bei
Frauen durch ein verstärktes Nach-oben-Schieben des Dünndarms ergänzt, was
besonders den Beckenboden und die Harnblase entlastet.

ENTSTAUUNG DER LEBER

Die Leber hat oft sehr viel zu tun. Sie füllt sich dann gerne mit mehr Blut und kann
vorübergehend anschwellen. Die Bauchbehandlung drückt das überschüssige
Blut aus der Leber heraus, wodurch diese abschwellen kann. Bei einer Fettleber
gelingt das natürlich nicht. Allerdings verkleinert sich während einer Therapie
nach F.X. Mayr auch eine Fettleber, da ja das Fett abgebaut wird.

ÜBUNG UND UNTERSTÜTZUNG DER NATÜRLICHEN ZWERCHFELLATMUNG

Viele Menschen haben die Bauchatmung verlernt. Dabei ist sie die natürliche Ruheatmung, bei der das Zwerchfell wie eine Membranpumpe den Lymphfluss und
die Durchblutung im Bauchraum fördert. Außerdem wird durch sie die Brustkorb-
muskulatur geschont und eine Verspannung dieser vermieden. Insgesamt wird
die Atmung effizienter. Durch die Unterstützung des elastischen Lungenzugs und

somit der Verkleinerung der Lunge beim Ausatmen kann mehr Kohlendioxyd ab-
geatmet werden und der Körper entsäuert dadurch intensiver. Somit kann bereits
während einer einzigen manuellen Bauchbehandlung die Spannkraft der Haut
verbessert werden.

Die immer wieder durchgeführte Diagnostik gibt wichtige Hinweise auf den The-
rapieerfolg und ermöglicht eine individuelle Justierung der Behandlung, Diätetik
und Substitution. Hierbei werden dann eventuell versteckte, bisher unentdeckte
Abweichungen vom idealen Gesundheitszustand erkannt und diverse Beschwerden können leichter ursächlich behandelt werden.

Ganzheitsmedizinische und psychologische Begleitung und Beratung der Patientin während der gesamten Therapiedauer: Durch den direkten Kontakt des
Arztes zur Patientin gewinnt sie mehr Vertrauen in ihren behandelnden Arzt und
Zusammenhänge zwischen Psyche und Körper werden schneller und gründlicher
sichtbar. Dadurch wird der Wille der Patientin zur eigenverantwortlichen Gesunderhaltung gestärkt und die Nachhaltigkeit der Therapie verbessert. Gleichzeitig
kann der Arzt ausreichend Informationen zur gesunden Lebensweise vermitteln.

Es ist immer wieder erstaunlich, wie sich schon nach wenigen Minuten Bauchbehandlung pathologische Körpermaße verbessern, die Haut straffer wird und
sich Darm- und Magenverkrampfungen lösen. Der Zwerchfellhochstand verringert sich, der Rippenbogen-Winkel wird kleiner, das Lungenvolumen nimmt
wieder zu und die Körperhaltung kann sich bereits nach 15 Minuten Bauchbehandlung verbessern.

INDIKATIONEN UND KONTRAINDIKATIONEN FÜR DIE THERAPIE NACH F.X. MAYR

Sieht man sich die Liste der Indikationen an, wundert man sich gerne über die Vielzahl der positiven Auswirkungen. Heißt das, dass die Therapie nach F.X. Mayr kritiklos bei jedem Menschen angewendet werden kann? Soll sie daher nicht sowieso jede und jeder machen? Und wie oft soll sie dann gemacht werden?

Die Tatsache, dass die F.X. Mayr-Medizin streng unter ärztlicher Kontrolle steht und nur von darin voll ausgebildeten Ärzten angeboten werden darf, garantiert bereits zu einem erheblichen Maße deren individuelle Anwendung und Justierung auf die entsprechende Person. Mit dem Wissen um die weiblichen Besonderheiten in Stoffwechsel, genetischer Beschaffenheit, hormoneller Ausstattung, Lebensführung und Psyche kann die F.X. Mayr-Medizin noch punktgenauer und damit erfolgreicher speziell für die Frau angeboten werden.

Da die F.X. Mayr-Therapie das gesamte System des Körpers regenerieren hilft, seine Regulations-und Regenerationsfähigkeit stärkt und zusätzlich eine psychische Regeneration mit persönlicher Standortbestimmung und Wertepriorität unterstützt, kann sie vielseitig gegen diverse Beschwerden und Erkrankungen wirken. Ihr enormer Wert für die Gesundheitsvorsorge macht sie auch für die voll Gesunden attraktiv, ja geradezu notwendig.

INDIKATIONEN

- Reizdarm-Syndrom, Bauchbeschwerden
- Verdauungsschwäche
- Stuhlverstopfung, Durchfall, Blähungen
- chronische Divertikulitis
- Morbus Crohn (in spezieller Form), Microscopic Colitis
- Gastritis, Reizmagen, Sodbrennen
- Übergewicht
- Untergewicht durch Verdauungsschwäche
  (Maldigestionssyndrom und Malabsorptionssyndrom)
- Stoffwechselentgleisung mit erhöhten Blutfetten, Leberbelastung,
  Diabetes mellitus Typ 2 und 3
- chronische Kopfschmerzen wie Migräne und Spannungskopfschmerz
- Hautausschlag, Neurodermitis, Akne

- Allergien, Asthma bronchiale
- Infektanfälligkeit, chronische Nasennebenhöhlenentzündung
- Rheuma, Weichteilrheuma, Fibromyalgie
- Gelenks- und Wirbelsäulenbeschwerden
- Schlafstörungen, Schlafapnoe, Schnarchen
- Stressbelastung, Erschöpfung, Leistungseinbruch
- Unfruchtbarkeit, Kinderwunsch
- Sinnkrise, Sehnsucht nach Neuorientierung

KONTRAINDIKATIONEN
- schwerere psychische Erkrankungen (Schizophrenie, Psychosen, Depression mit Selbstmordgefährdung)
- Multiple Sklerose
- Colitis ulcerosa
- Thyreotoxikose (schwere Schilddrüsenüberfunktion)
- akute Infekte
- bösartige Tumore im aktiven Stadium

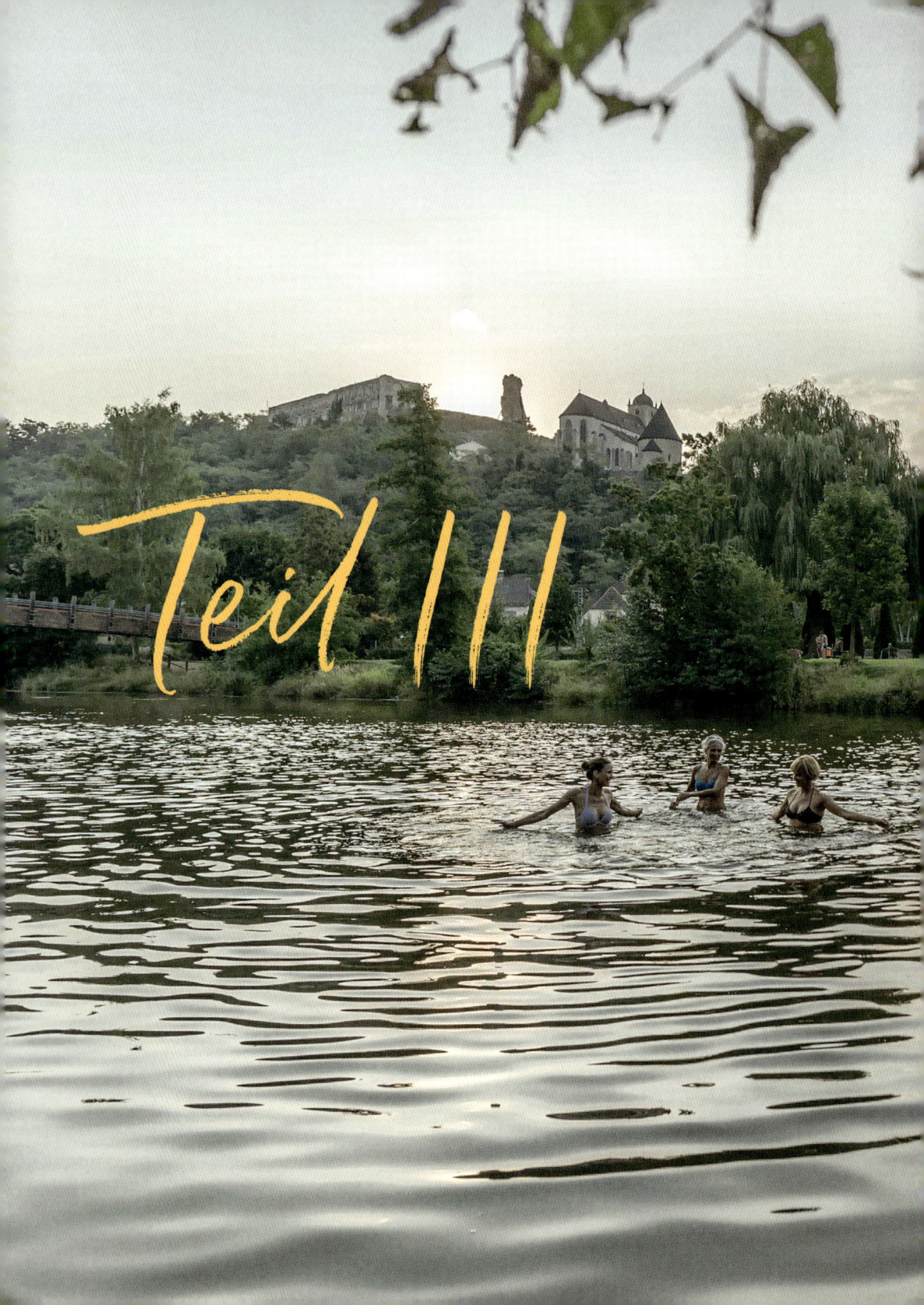

Teil III

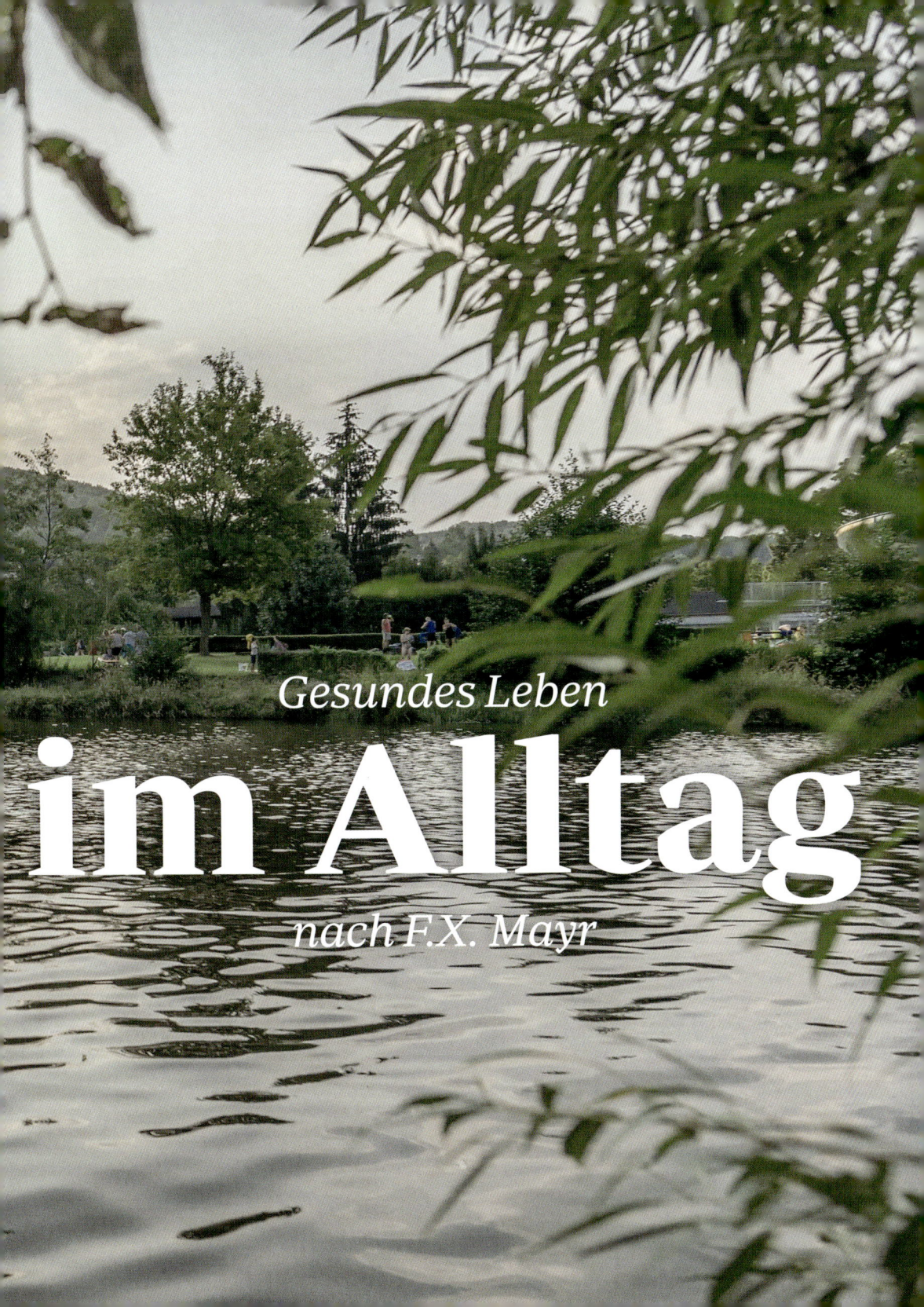

Gesundes Leben
im Alltag
nach F.X. Mayr

LUST AUF GESUNDHEIT

Eine Therapie nach F.X. Mayr ist eine Art Boxenstopp, Werftaufenthalt, Ölwechsel für die Hochleistungsmaschine Mensch. Trotzdem müssen wir auch im Alltag darauf achten, so durch unser Leben zu steuern, dass wir möglichst wenig Schaden nehmen und sich der Verschleiß in Grenzen hält.

Ohne zur asozialen Asketin, zur humorlosen „Körnerfresserin", zur verbissenen Marathonläuferin werden zu müssen, können wir mit ganz einfachen und vor allem logischen Verhaltenstricks die häufigsten Beschwerden verhindern und gleichzeitig zu neuer kreativer Höchstleistung auflaufen. Zusätzlich schaden wir der Pharmaindustrie und der Pensionsversicherung, welche mit unserem längeren Überleben rechnen muss.

Die Schwerpunkte der gesunden Lebensweise sind:

Richtige Ernährungsweise

· Langsam essen und gut kauen und einspeicheln, damit die Nahrung bereits im Mund vorverdaut werden und das Sättigungsgefühl rechtzeitig einsetzen kann.
· In entspanntem Zustand essen, da Stress die Verdauung abschaltet.
· Aufhören, wenn wir satt sind und nicht erst, wenn wir nicht mehr können.
· Möglichst früh oder gar nicht zu Abend essen, da nachts die Verdauung abgeschaltet wird. Außerdem werden durch dieses Dinner-Cancelling die Reparaturmechanismen im Körper gefördert und die Lebensdauer aller Zellen verlängert.
· Vor dem Essen den Durst mit Wasser stillen. Dadurch haben wir weniger Hunger und verdünnen unsere Verdauungssäfte nicht.
· Alkohol nie gegen den Durst trinken, sondern als reines Genussmittel.

Richtige Nahrungsauswahl

· Olivenöl, Rapsöl und Leinöl sind gesund, wirken entzündungshemmend und Cholesterin senkend. Tierische Fette (vor allem Wurstwaren) und stark erhitzte Öle sollen reduziert werden.
· Immer Gemüse als Beilage verwenden. Sie sind basisch und ihre sekundären Pflanzenstoffe sind Gold wert.
· Im Durchschnitt pro Woche zweimal Fisch, zweimal Fleisch oder Eier und dreimal vegetarisch essen. Ohne tierisches Eiweiß neigen wir zu Mangelzuständen.

- Abends keine Rohkost essen, da diese nachts vergoren wird und wir wie ein lebendiges Most-Fass im Bett liegen.
- Abends nur wenig bis keine Kohlenhydrate essen. Dann werden mehr Stammzellen gebildet, die alles im Körper reparieren helfen. Außerdem wird Fett leichter abgebaut.
- Keine ganzen Körner, sondern gemahlenes Vollwertmehl oder Müsli essen. Körner können nicht verdaut werden und kommen vollwertig „hinten" wieder heraus.
- Süßspeisen reduzieren. Sie haben nicht nur viele Kalorien, sondern bewirken, dass auch die Kalorien der anderen Speisen ins Fettgewebe statt in die Muskeln und das Gehirn eingeschleust werden. Außerdem kann das wegen ihnen gebildete Insulin fast alle Zivilisationserkrankungen begünstigen, bis hin zur Demenz.

Richtige Körperhaltung

Leider sind wir zum sitzenden Krümmling verkommen. Dafür ist unser Bewegungsapparat nicht gebaut. Daher sollen wir wenig sitzen, und wenn schon, dann aufrecht und dabei in Bewegung bleiben.

- Beim Autofahren den Sitz so weit nach vorne stellen, dass der Ellbogen einen rechten Winkel beschreibt, wenn wir das Lenkrad in die Hand nehmen.
- Wenn wir etwas vom Boden aufheben, nicht bücken, sondern mit gestreckter Wirbelsäule in die Knie gehen. Gerade Frauen neigen zu einer instabilen Wirbelsäule mit Wirbelgleiten und Hexenschuss-Gefahr. Nach längerem Sitzen hilft das therapeutische Joggen nach Dr. Brügger, die Wirbelsäule wieder zu entlasten und in Balance zu bringen. Pilates ist auch eine gute Methode zur Stabilisierung der Wirbelsäule.
- Bei Verspannungen hilft die Selbstmassage bestimmter Punkte.

Richtige Bewegung

Durch Bewegung werden nicht nur die Muskeln und das Herz gestärkt, sondern auch mehr Stammzellen produziert, die viele Reparaturen im Körper ermöglichen. Außerdem wird die Vernetzung der Hirnzellen gefördert und die Hirnleistung verbessert. Vor allem die täglichen kleinen Bewegungen, das Herumgehen während der Arbeit, das Vermeiden von überflüssigem Sitzen sind wertvoll für die

Gesundheit. Stehend am PC arbeiten, gehend telefonieren, diktieren, diskutieren, Treppen statt Lift verwenden, tanzen, schnell gehen, joggen (solange es nicht schmerzt und man nicht außer Atem gerät) sind die besten Bewegungsarten. Und wenn wir mal wirklich joggen wollen, dann sollen wir darauf achten, dass dieses in einer physiologisch richtigen Weise geschieht, ohne unsere Wirbelsäule und Gelenke unnötig zu belasten. Dabei kommt es sowohl darauf an, die richtige Körperhaltung zu bewahren, keine Schmerzen zu verspüren und im aeroben Belastungsbereich zu bleiben.

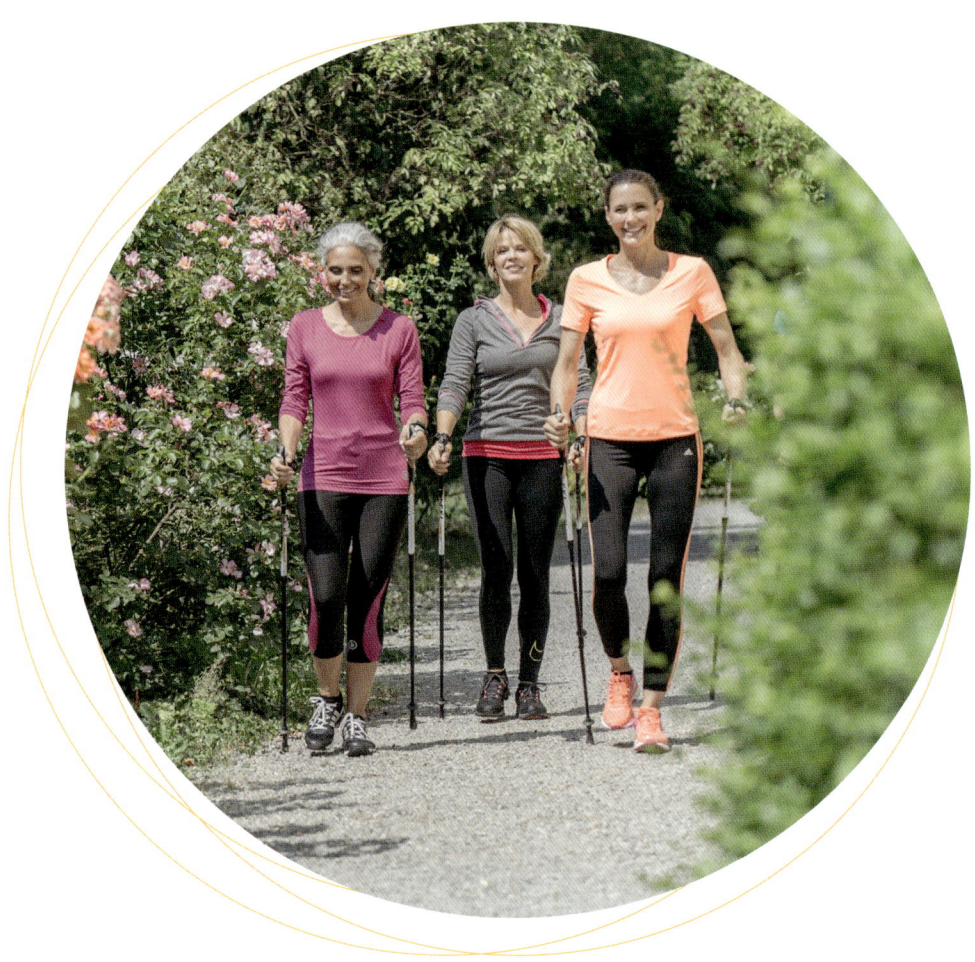

Wenn schon Stress, dann positiver Stress

Finden wir die Rosinen des Tages! Es gibt sie immer! Schlimmstenfalls ist die Tatsache, dass der Tag zu Ende geht, so eine Rosine.

Sich nicht über Vergangenes ärgern spart Nerven und erhöht die Effizienz des Denkens und Tuns. Wenn wir einmal nicht wissen, was wir tun sollen, dann sollen wir lieber nichts tun. Ansonsten ist es naheliegend, dass es das Falsche ist.

Das Entspannungstraining nach Jakobson hilft, das eigene Vegetativum zu beruhigen.

Gesunder Schlaf

Die richtige Schlafhygiene kann die Schlafqualität deutlich erhöhen. Das Schlafzimmer ist die ureigene Intimzone, da kommt kein Chef oder Kontoauszug hinein. Fernseher und Computer haben dort auch nichts verloren, sollen wir uns doch von der Reizüberflutung erholen und unseren Träumen freien Lauf lassen können. Transzendentale Meditation und tryptophanreiche Kost(z. B. Cashew-Kerne, Hühnerei, dunkle Schokolade) erleichtern das Einschlafen.

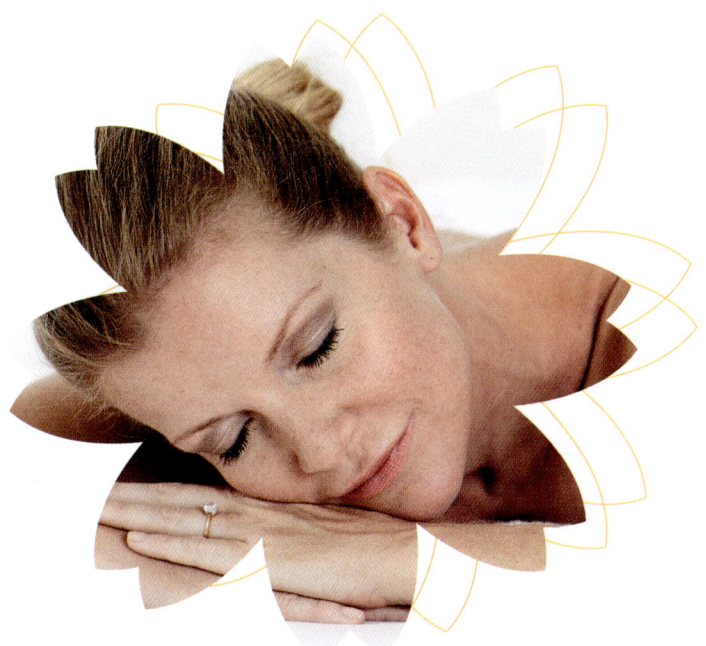

Relativierung der Wichtigkeiten

Was ist wirklich wichtig? Geht es um die Existenz? Wir belasten uns gerne mit viel zu viel unwichtigen Dingen.

Mit der „7-Milliarden-Formel" gelingt es uns, mehr Gelassenheit zu bekommen. Es gibt 7 Milliarden Menschen auf unserem kleinen Planeten. Ca. die Hälfte davon sind Frauen. Und alle wollen das Gleiche, nämlich glücklich sein. Jede versucht es auf ihre Weise und nicht jede hat die gleichen Möglichkeiten und Ideen dazu. Aber das Wissen um dieses uns alle vereinigende Streben hilft uns, Toleranz zu üben und andere Menschen zu verstehen.

Der Beruf ist bis zu einem gewissen Grad ein Spiel. Wir konzentrieren uns ganz auf ihn, setzen all unser Können ein, aber wir dürfen nicht unsere Persönlichkeit damit definieren. Sonst wären wir zu verletzbar.

Täglicher Urlaub

Minutenpausen mit positiven Gedanken und Tätigkeiten erhöhen die Kreativität und helfen uns, Abstand zu den vielen kleinen und größeren Belastungen zu bekommen. Essen ist Urlaubszeit, hier geht uns die Arbeit nichts an, hier sind wir weit weg vom Alltagsgeschehen.

Die Kontrapunktik des Tuns und Denkens soll gepflegt und genossen werden. Zwischendurch anderes denken und träumen erhöht die Kreativität und Effizienz des beruflichen Tuns.

Regelmässige Intensivregeneration abseits des Alltags

Das Leben scheint immer komplizierter zu werden, wir werden mit immer mehr Informationen, Reizüberflutungen und Regeln überhäuft. Aber letztendlich ist jede Frau selbst die Schöpferin ihrer eigenen Lebenskunst. Ja, die Kunst des Lebens kann erlernt werden und generiert sich aus den Attributen Genuss, Freude, Liebe und Gesundheit. Alles zusammen ergibt jenes Glück, das alle Menschen ihr Leben lang suchen. Nur jene Frau wird damit Erfolg haben, die sich ihrer eigenen Bedürfnisse bewusst ist, die keine Angst vor Veränderungen und Schicksalsturbulenzen hat und in der die Kraft zur Selbstbestimmung wohnt.

Im Trott der Alltagsverpflichtungen und im Sumpf der vielen Automatismen unseres gewohnten Lebens und Funktionierens verliert die Frau allzu leicht das Gefühl für sich selbst. Hat sie dann einmal Beschwerden, werden sie in der schnellen

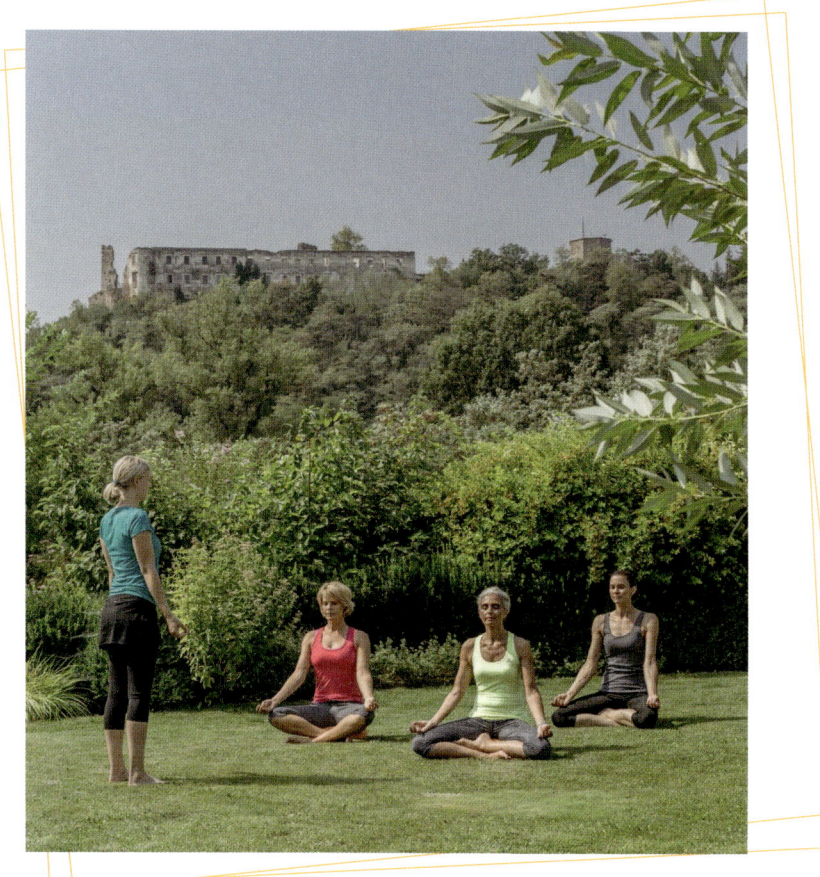

hastigen Kassenmedizin nicht ernst genommen. Die Gefahr besteht darin, dass der Arzt seiner Patientin klarmachen will, dass ihr nichts fehlt, wenn alle erhobenen Befunde normal sind. Dass seine Patientin trotzdem Schmerzen oder andere Beschwerden hat, wird allzu gerne in die psychosomatische Ecke verdrängt, so lange, bis die arme Leidende es selbst glaubt. Um den Ursachen vieler Beschwerden auf den Grund zu gehen, werden Zeit und ein ganzheitliches Denken benötigt. Diese Attribute kann die Kassenmedizin nicht leisten. Wenn dann darüber hinaus ein ganzes Team von unterschiedlichen Spezialisten für Diagnostik, Therapie, Bewegung und Ernährung zur Verfügung steht, können viele Beschwerden bereits im Krankheitsvorfeld und diverse chronische Erkrankungen ursächlich und nachhaltig gelindert oder gar beseitigt werden.

La pura, Europas erstes Gesundheitsresort für die Frau

Die Vorteile des Zusammenwirkens von universitärer Medizin, Naturheilkunde, Körperentgiftung, Bewegungsmotivation, Ernährungsberatung, und psychologischem Einfühlungsvermögen machen den Erfolg des *la pura womens health resort kamptal* (www.lapura.at) aus. Im *la pura* wird in enger Zusammenarbeit mit dem Institut für Gendermedizin der MedUni Wien unter der Leitung von Frau Prof. Dr. Alexandra Kautzky-Willer die Diagnostik und Therapie speziell für die Frau adaptiert und justiert. Im hauseigenen Forschungsinstitut arbeitet unter der Leitung von Frau Prof. Kautzky-Willer ein Team von Experten und Expertinnen an der ständigen Weiterentwicklung des medizinischen Konzepts. Niemals wird jedoch auf Urlaubsatmosphäre und Genuss verzichtet.

Ein völlig neues Anti-Aging-Programm auf Basis der modernen Epigenetik und Endokrinologie unterstützt das Ziel, möglichst lange und bis zum Schluss gesund und vital zu bleiben und der Frau jene Kraft zu verleihen, die sie für ihre hohen Anforderungen und Ansprüche benötigt. Und das eben in allen Details speziell auf die Frau abgestimmt. Die VAMED hat mit diesem Resort eine neue Qualität in Bezug auf Individualisierung und Kombination aus universitärem und naturheilkundlichem Wissen geschaffen.

Die Urlaubsatmosphäre gepaart mit dem zumindest vorübergehenden Abschied von allen Alltagsbelastungen ebnet den Weg zur Selbstfindung und Neuorientierung. Neuorientierung muss nicht gleich die Flucht vor den bedrängenden Stressoren sein. Vielmehr wird die Kunst der richtigen Betrachtungsweise und des schonenden Umgangs mit den Problemen erlernt, was den eigenen Stress massiv reduzieren kann. Gerade die F.X. Mayr-Therapie bietet diese kontemplative Reinigung von Körper und Seele und ermöglicht es der Frau, ihre Belastungen abzuschütteln, in neuem Licht zu sehen bzw. neu zu ordnen.

Es empfiehlt sich also, sich alle ein bis zwei Jahre so eine Reinigung und Regeneration zu gönnen. Unserem Auto schenken wir alle Jahre einen Ölwechsel, damit sein Motor keinen Kolbenreiber bekommt. Auch jede Frau hat ein Service verdient, bevor es zu bleibenden Schäden kommt.

Und plötzlich sieht alles viel weniger bedrohlich aus, geht vieles leichter von der Hand, gelingt die Relativierung der Wichtigkeiten und tanzen wir mit der Leichtigkeit des Seins durch unser Leben, voll Kraft, Kreativität und mit Lust auf eine gesunde Lebensweise.

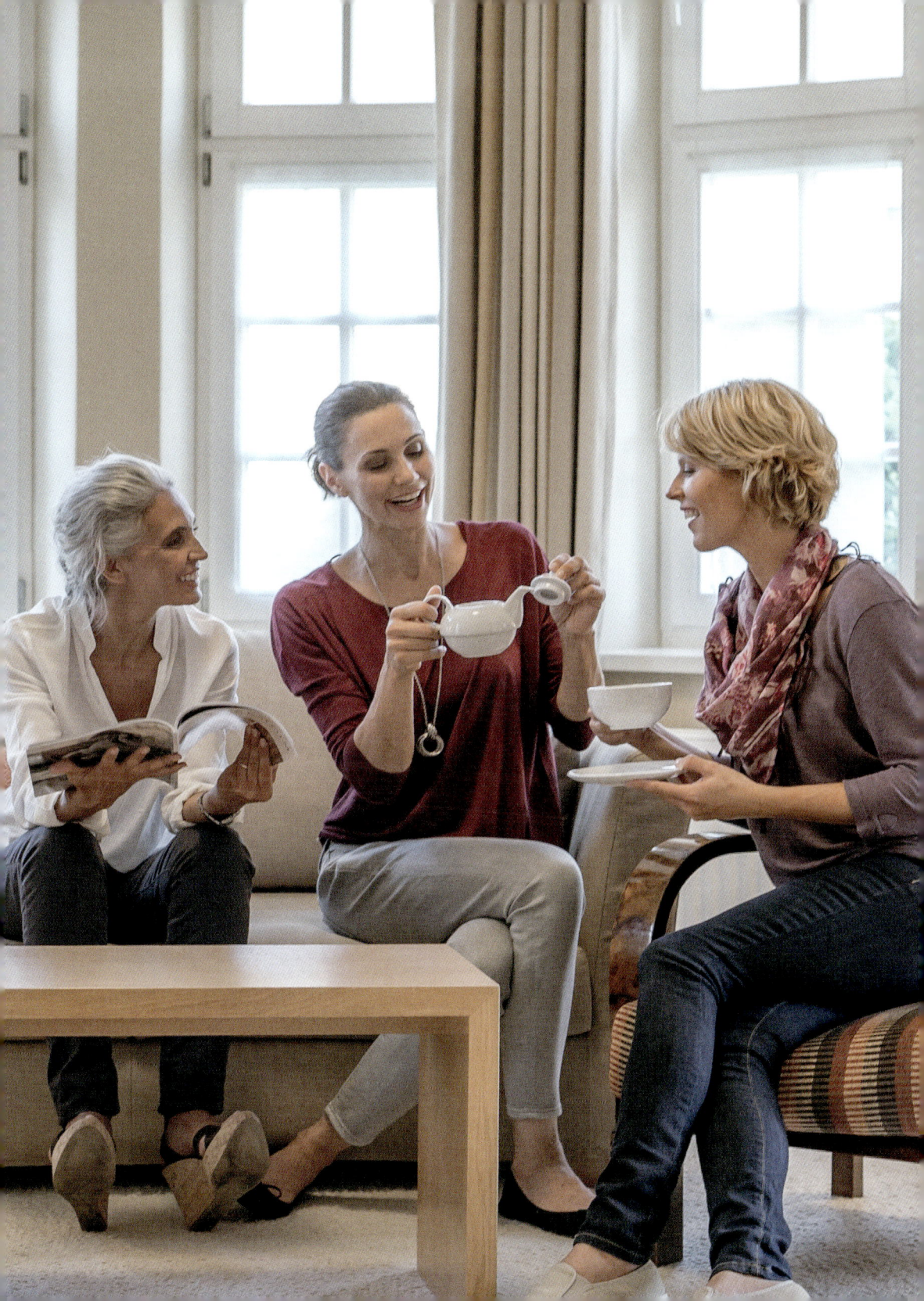

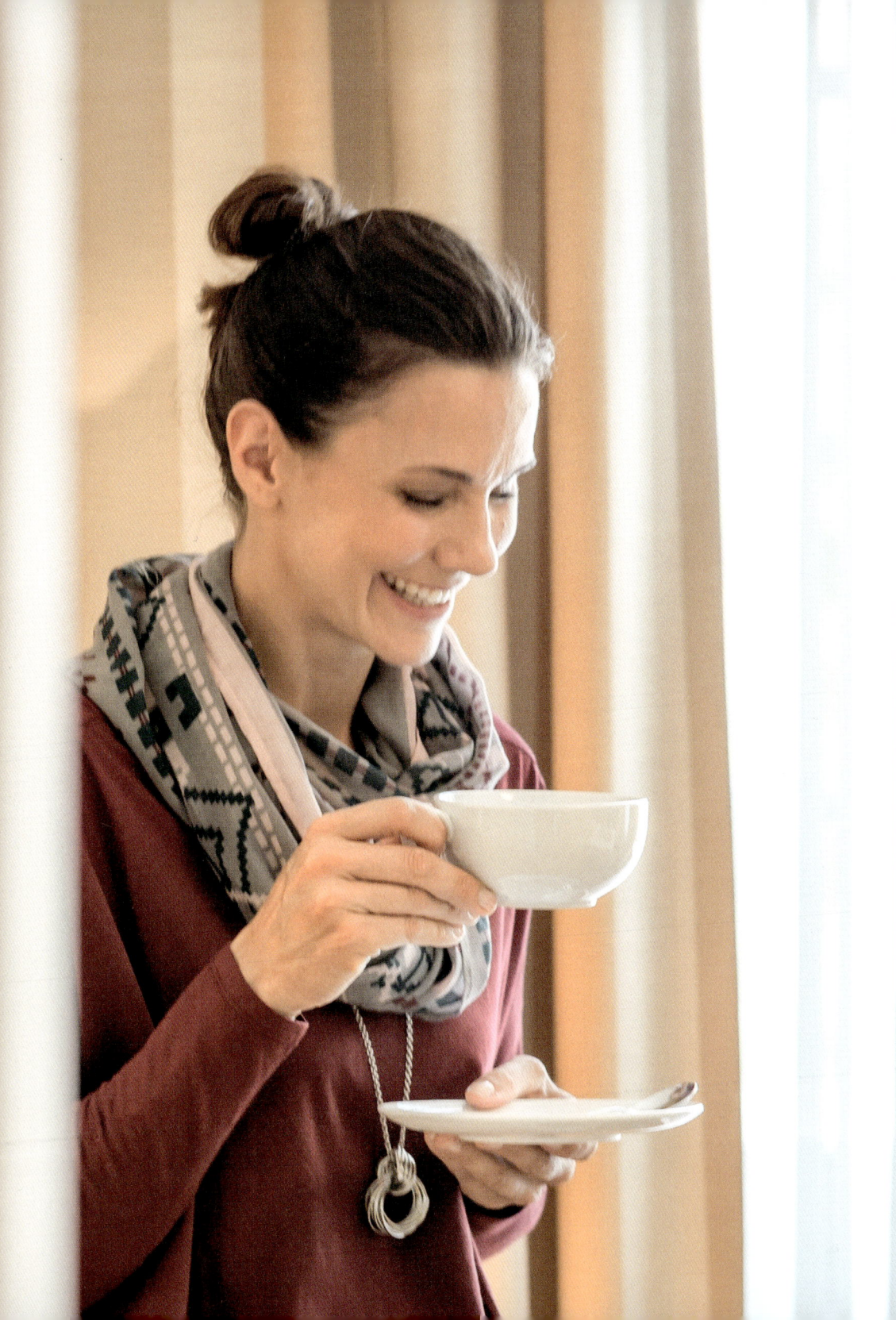

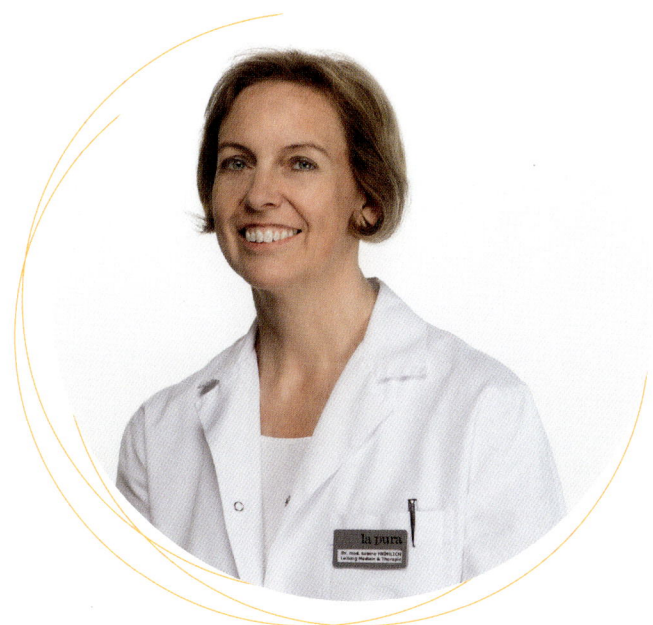

Women only im *la pura*: Raus aus dem Hamsterrad

Warum das *la pura women's health resort der VAMED im Kamptal* bei Wien der perfekte Ort ist für Frauen, die eine F.X. Mayr-Kur machen wollen – ein Gespräch mit Chefärztin und Mayr-Ärztin Dr. Sabine Fröhlich.

Um die körperliche und psychische Gesundheit von Frauen individuell zu erhalten, eröffnete die VAMED im Jahr 2011 als erstes Unternehmen weltweit ein Gesundheitsresort nur für die Frau. In Gars am Kamp, unweit der Wachau und nahe bei Wien. Der international führende Gesundheitsdienstleister hat bis heute in mehr als 90 Ländern auf fünf Kontinenten rund 900 Projekte realisiert und baut auf ein medizinisches Know-how von rund 10.000 ÄrztInnen. „So wertvoll die Bemühungen um die Gleichstellung der Frau sind, so wichtig ist es, sie aus medizinischer Sicht als Frau wahrzunehmen", weiß Univ.-Prof. Dr. med. Alexandra Kautzky-Willer, Professorin für Gender-Medizin an der MedUni Wien, die das *la pura*-Konzept ausgearbeitet hat. Dass Frauen anders sind, hat man hier zum Leitfaden aller Gesundheits-Programme erklärt und setzt im einzigen Gesundheits- und Wohlfühl-Resort exklusiv für die Frau couragiert die Erkenntnisse der Gendermedizin in die Tat um.

So wird neben Healthy Aging- und Detox-Programmen ausschließlich im *la pura* die F.X. Mayr-Kur für die Frau angeboten, ausgearbeitet von Dr. med. univ. Alex Witasek, dem Autor dieses Buchs. Die Journalistin und PR-Managerin Barbara Angerer-Winterstetter sprach mit Dr. Sabine Fröhlich, die seit über 20 Jahren Mayr-Ärztin aus Überzeugung ist und vom Original FX Mayr Health Center Wörthersee als Chefärztin ins *la pura* kam.

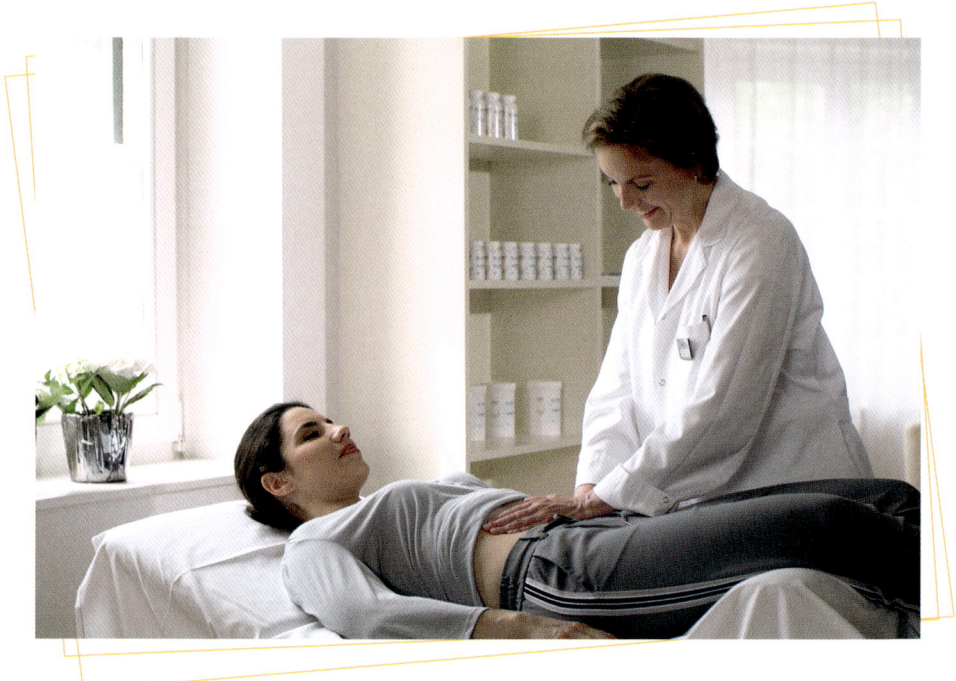

Wenn ich das *la pura* betrete, weiß ich, dass ich an einem besonderen Ort bin. Es ist keines der auswechselbaren Design-Hotels …

Das *la pura* will bewusst nicht trendy sein, sondern ein Rückzugsort, an dem sich Frauen wohlfühlen und der weibliche Ansprüche ans Ambiente erfüllt. Viele Damen erzählen mir, wie herrlich es ist, hier mal einen Tag lang ungeschminkt verbringen zu können, sich mit anderen Frauen auszutauschen und gemeinsam am idyllischen Fluss Kamp walken zu gehen.

Als Kurgast bin ich nicht immer „gut drauf", aber alle sind immer herzlich zu mir. Wie schafft Ihr das nur?

Empathie ist im *la pura* nicht nur ein Wort, sondern wird aktiv gelebt. Unser gesamtes Team ist frauenspezifisch geschult – von Ärzten über Therapeuten bis zu Restaurantmitarbeitern. Bei der F.X. Mayr-Kur legen unsere fünf Mayr-Ärzte und ich neben der spezifischen Untersuchung auch besonderen Wert auf umfassende Gespräche. Wir wollen genau wissen: Wer ist diese Frau, was hat sie für Probleme, wie steht sie im Leben? Wir nehmen uns viel Zeit, um eine Frau individuell kennenzulernen und bieten auch Mental Coaching an.

Was ist für Frauen der häufigste Grund, eine F.X. Mayr-Kur zu buchen?

Frauen neigen ja zu Bindegewebsschwäche, zu Darmträgheit und geben durch die Mehrfachbelastungen in Familie und Job häufig nicht so gut auf sich Acht. So buchen viele nicht nur wegen Problemen mit dem Darm, sondern auch wegen Müdigkeit und Erschöpfung, Schmerzen im Bewegungsapparat und langjährigen Rückproblemen, aber auch wegen Herz-Kreislauferkrankungen, Migräne und vielem mehr.

Ein sehr erwünschter Nebeneffekt ist auch die Gewichtsabnahme?

Welche Frau will nicht überflüssige Kilos loswerden, ganz ohne Jojo-Effekt! Univ.-Prof. Dr. med. Alexandra Kautzky-Willer, die selbst Stoffwechselexpertin ist, macht derzeit in Zusammenarbeit mit uns eine Studie über die Effekte des Fastens durch F.X. Mayr. Wir sind sehr gespannt auf das Ergebnis.

Es klingt komisch, aber bei meiner F.X. Mayr-Kur im *la pura* habe ich mich immer besonders aufs Essen gefreut …

Das basische, stets biologische Essen mit viel Gemüsen und Kräutern, aber auch gedünstetem Fisch und Geflügel im *la pura* liebe ich selbst. Niemand muss hier beim Kuren unter Hunger leiden. Unsere Küche vollbringt wahre Wunder und ist selbst auf Unverträglichkeiten hervorragend eingerichtet. Und wenn frau noch nicht weiß, was sie verträgt, macht sie bei uns zum Beispiel eine Austestung mit funktioneller Myodiagnostik.

Auch rund um den Wechsel kann die F.X. Mayr-Kur im *la pura* Sinn machen?

Gerade Frauen rund um den Wechsel können bei einer F.X. Mayr-Kur Inspirationen mitnehmen. Zur hormonellen Situation bieten wir auch Tipps und weiterführende Beratungen an, etwa zur Thematik der bioidentischen Hormone. Natürlich ist ein Labor ebenso möglich wie eine umfassende Gesundheitsberatung mit frauenspezifischer Kompetenz.

Mir persönlich hat viel geholfen, dass ich zur F.X. Mayr-Kur im *la pura* einen speziellen epigenetischen Test gemacht habe …

Durch diesen Test aus dem healthy aging-Programm erfährt frau zum Beispiel ihren individuellen Stoffwechseltyp und schärft zusätzlich zur Kur das Bewusstsein für die eigene Gesundheit. Aber auch andere Therapien, die wir hier im *la pura* anbieten, können eine sinnvolle Ergänzung sein – Osteopathie oder Myoreflextherapie und Akupunktur. Für Rückenbeschwerden gibt es die einzigartige Unterwasser-Extensionsbehandlung, und wer seine Körperzusammensetzung wissen will, macht eine Bioimpedanzanalyse.

Wie geht das *la pura* mit dem Bereich Well-Being um?

Ganz bewusst gibt es neben dem medizinischen Therapie-Angebot sehr viel Beauty und Wellness im Resort. Das wollen wir Frauen doch! Zur F.X. Mayr-Kur passen natürlich Detox-Peelings und -Massagen für die Hautentgiftung, eine Gesichtsbehandlung zur Beruhigung und eine Kräuterstempel-Massage zur Entspannung. Es gibt auch Saunen und Dampfbäder mit herrlichen, duftenden Peelings, in denen Frauen es genießen, unter sich zu sein. Nicht zuletzt wird in Sachen Bewegung so ziemlich alles geboten, was Frauen glücklich macht: Yoga, Smovey Walking, Sling Training und natürlich auch Personal Training.

Zum Abschluss: Ihr schönstes Erlebnis im *la pura?*

Dass unsere Damen bei uns raus aus dem Hamsterrad kommen und ihr eigenes Leben nach der Kur wieder besser wahrnehmen. Viele kommen zuerst für ein paar Tage zum Schnuppern, machen später eine F.X. Mayr-Kur, und gehen als best friends. Die Bindung ist stark – denn wir lassen auch nach der Kur niemanden alleine.

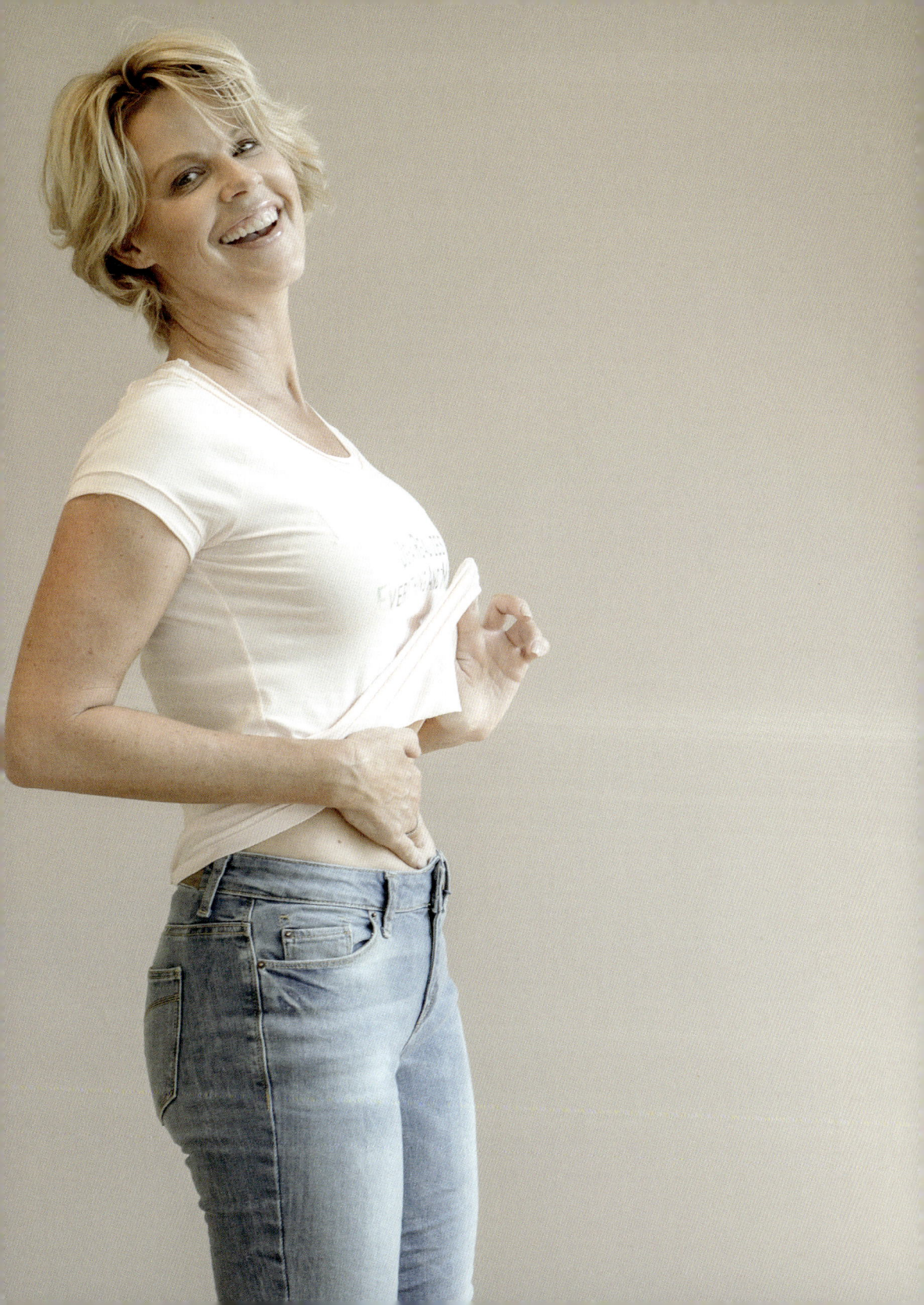

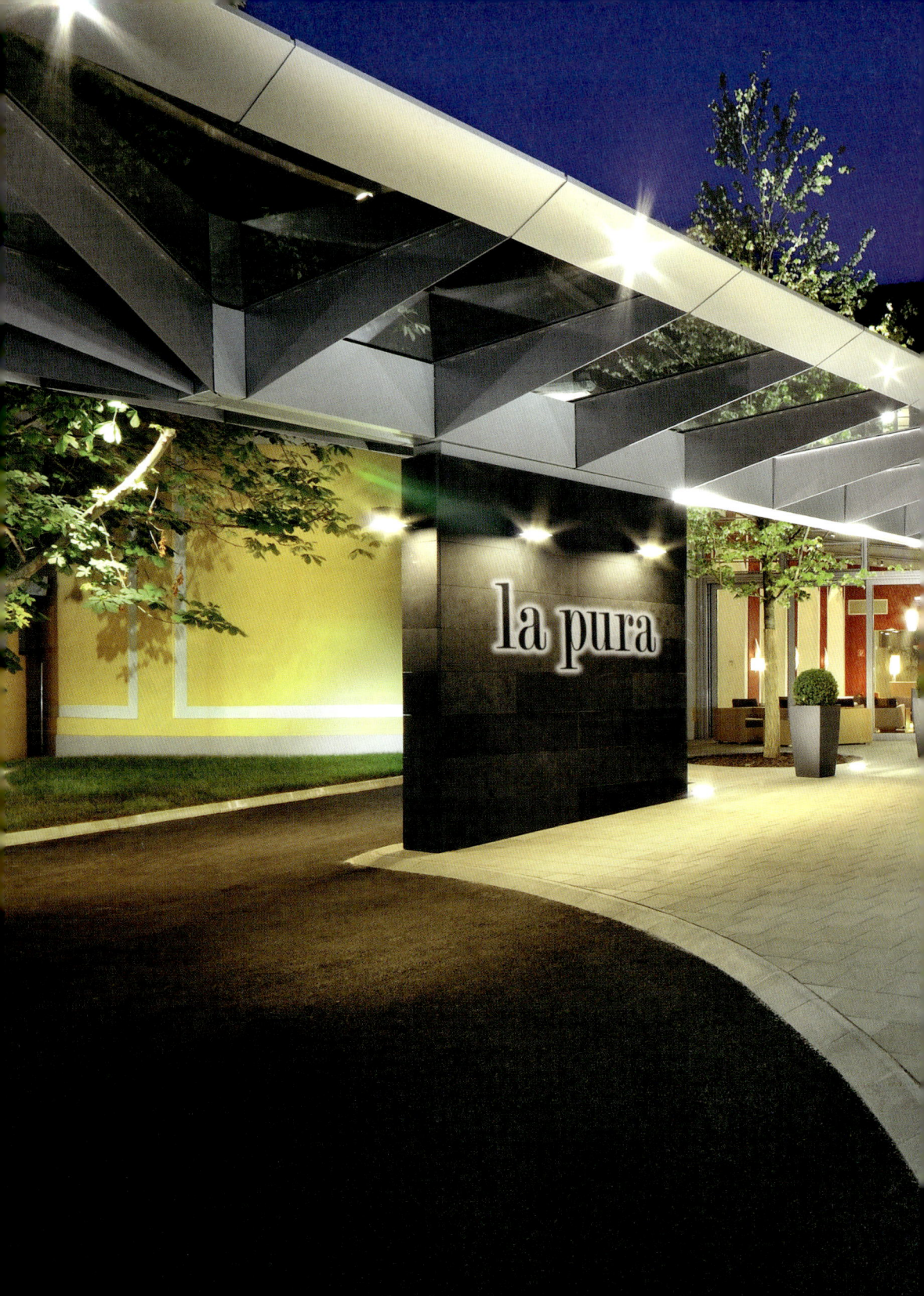

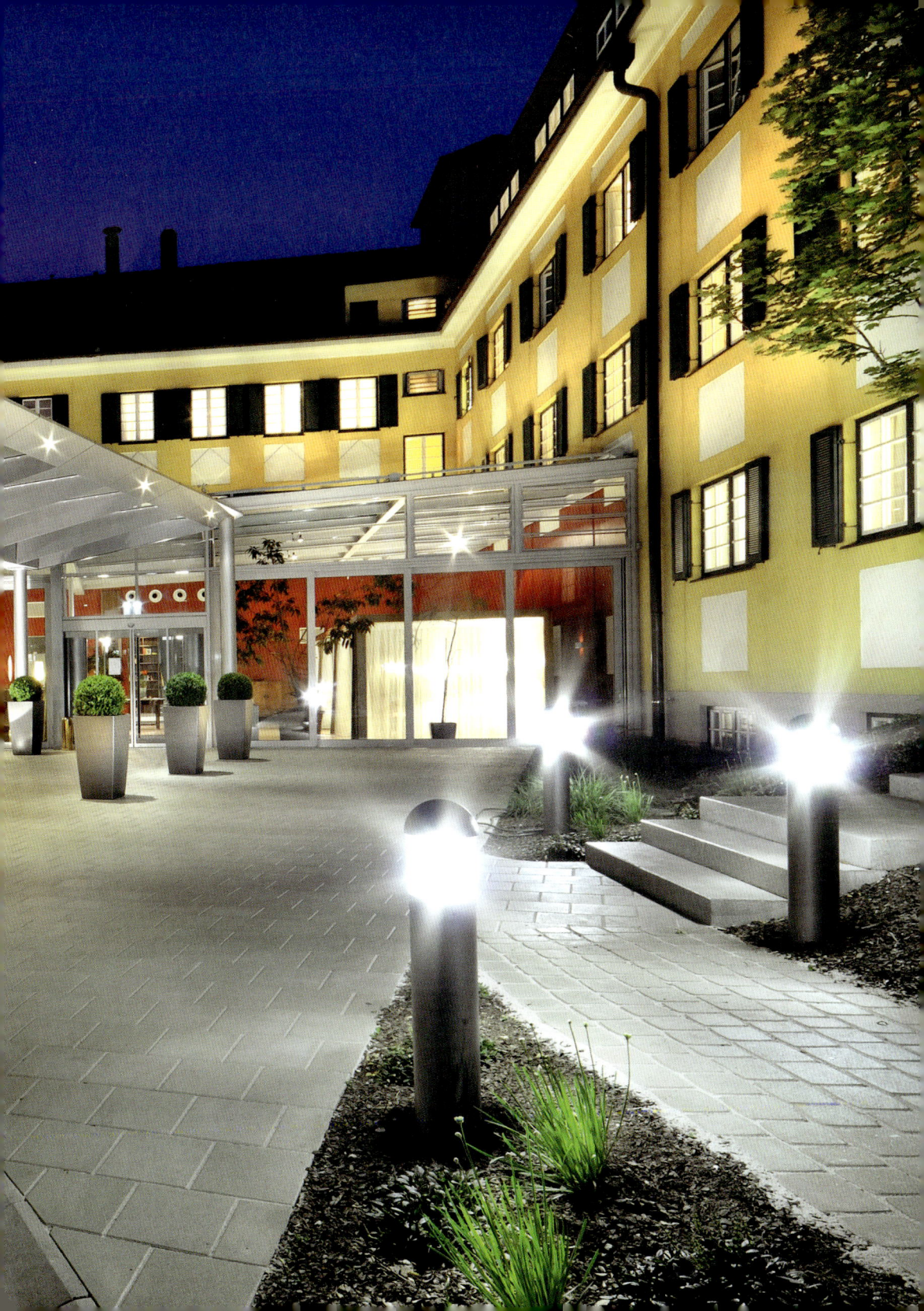

LITERATURVERZEICHNIS FÜR F.X. MAYR-MEDIZIN

A. *Beck,* Der Effekt der Modernen Mayr Medizin. Eine prospektive, multizentrische Beobachtungsstudie (Masterarbeit), Europa Universität Viadrina, Frankfurt/Oder) (2017).

E. *Fyfe:* „Einfluß einer Regenerationstherapie nach Dr. F.X. Mayr auf die intestinale Mikroflora und das Immunsystem", In: Naturheilpraxis 8/90.

P. *Gritsch,* Veränderungen von durch Candida albicans verursachten Beschwerden durch die Therapie nach Dr. F.X. Mayr.

A. *Hausen,* E. Ledjeff, Alex Witasek, K. Pirlet, Experimentelle Studie an Darminhaltsstoffen bei standardisierter Ernährung nach F.X. Mayr-Erfahrungsheilkunde 8/2005.

R. *Kogelnig:* „Auswirkungen eines Natriumhydrogencarbonathältigen Mineralwassers auf den menschlichen Organismus während einer Therapie nach Dr. F.X. Mayr", In: Erfahrungsheilkunde 4/2005.

R. *Kogelnig,* Atemfeedback und psychologisches Gespräch im Verlauf einer Fasten- und Regenerationskur nach Dr. F.X. Mayr (Diplomarbeit), Psychologische Fakultät der Universität Innsbruck.

E. *Ledjeff,* E. *Artner-Dworzak,* Alex *Witasek,* A. *Hausen,* Neopterin Concentrations in Colon Dialysate, Vol 12 /4 (Pteridines 2001).

K. *Pirlet:* „Zur Problematik der Vollwerternährung", In: Erfahrungsheilkunde 5/1992.

Erich *Rauch,* Diagnostik und Therapie nach F.X. Mayr (Haug-Verlag, 20154).

Erich *Rauch,* Die Darmreinigung (Haug-Verlag) .

Erich *Rauch,* Die F.X. Mayr-Kur (Haug-Verlag).

Bodo *Werner,* Leitfaden zu F.X. Mayr-Kur (Haug-Verlag, 1994).

M. *Winkler:* „Regeneration und Funktionsverbesserung von Zellen durch ärztlich kontrolliertes Fasten", In: Biologische Medizin 4 (Aurelia Verlag, 1989).

Alex *Witasek:* „Auswirkungen eines basischen Mineralstoffgemisches auf den Organismus während standardisierter Ernährungsbedingungen im Sinne einer Therapie nach Dr. F.X. Mayr", In: Erfahrungsheilkunde 8/1996.

Alex *Witasek:* „Veränderungen von Beschwerdebildern, klinischen Meßdaten und Laborbefunden durch eine Therapie nach Dr. F.X. Mayr", In: Naturheilverfahren in der Praxis (Perimed-Spitta-Verlag, Jahr).

Alex *Witasek:* „Hypertonie, eine Stoffwechselerkrankung?", In: Naturheilverfahren in der Praxis (Perimed-Spitta-Verlag, 1995).

Alex *Witasek,* Lehrbuch der F.X. Mayr-Medizin (Springer Verlag, 2019).

Michael *Worlitschek:* „Praxis des Säure-Basen-Haushaltes (Haug-Verlag, 1994).

MEINE NOTIZEN